全国中等医药卫生职业教育"十二五"规划教材

危急症护理

（供护理、助产专业用）

主　编　张　霞（哈尔滨市卫生学校）
副主编　樊任珠（内蒙古自治区人民医院附属卫生学校）
　　　　梁　萍（北京卫生职业学院）
　　　　慈玉莹（黑龙江中医药大学附属第一医院）
　　　　赵　虹（黑龙江省医院）
编　委　尹　卉（哈尔滨市卫生学校）
　　　　曲振瑞（南阳医学高等专科学校）
　　　　张玉芹（安阳职业技术学院）
　　　　杜　娟（咸阳市卫生学校）
　　　　陈京来（四川中医药高等专科学校）
　　　　姜　宴（哈尔滨医科大学附属第四医院）
　　　　贾　欣（郑州市卫生学校）

中国中医药出版社
·北　京·

图书在版编目（CIP）数据

危急症护理/张霞主编. —北京：中国中医药出版社，2013.8（2025.1重印）
全国中等医药卫生职业教育"十二五"规划教材
ISBN 978－7－5132－1509－1

Ⅰ.①危… Ⅱ.①张… Ⅲ.①急性病－护理－中等专业学校－教材
②险症－护理－中等专业学校－教材 Ⅳ.①R472.2

中国版本图书馆CIP数据核字（2013）第129428号

中国中医药出版社出版
北京经济技术开发区科创十三街31号院二区8号楼
邮政编码　100176
传真　010 64405721
河北盛世彩捷印刷有限公司印刷
各地新华书店经销

*

开本787×1092　1/16　印张12　字数262千字
2013年8月第1版　2025年1月第5次印刷
书　号　ISBN 978－7－5132－1509－1

*

定价　35.00元
网址　www.cptcm.com

如有印装质量问题请与本社出版部调换
版权专有　侵权必究
服务热线　010 64405510
购书热线　010 89535836
书店网址　csln.net/qksd/
官方微博　http：//e.weibo.com/cptcm

全国中等医药卫生职业教育"十二五"规划教材专家指导委员会

主 任 委 员 高三度（无锡卫生高等职业技术学校）

副主任委员 邓向伟（哈尔滨市卫生学校）
　　　　　　 古蓬勃（运城市口腔卫生学校）
　　　　　　 李俊华（贵州省人民医院护士学校）
　　　　　　 毛春燕（甘肃省中医学校）
　　　　　　 郭积燕（北京卫生职业学院）
　　　　　　 封银曼（郑州市卫生学校）
　　　　　　 王国辰（中国中医药出版社）

委　　　员（以姓氏笔画为序）
　　　　　　 于　睿（辽宁中医药大学附属卫生学校）
　　　　　　 王　杰（抚顺市卫生学校）
　　　　　　 王发宝（牡丹江市卫生学校）
　　　　　　 韦绪性（安阳职业技术学院）
　　　　　　 尤学平（镇江卫生学校）
　　　　　　 牛东平（北京联袂义齿技术有限公司）
　　　　　　 邓树林（北京市昌平卫生学校）
　　　　　　 刘忠立（山东省青岛卫生学校）
　　　　　　 孙元儒（泰山护理职业学院）
　　　　　　 苏　克（内蒙古自治区人民医院附属卫生学校）
　　　　　　 吴　昊（大同市卫生学校）
　　　　　　 吴　明（新疆巴音郭楞蒙古自治州卫生学校）
　　　　　　 沈丽华（绍兴护士学校）
　　　　　　 张宝琴（西安交通大学医学院附设卫生学校）
　　　　　　 张美林（成都中医药大学附属医院针灸学校）
　　　　　　 张震云（山西药科职业学院）
　　　　　　 胡景团（河南护理职业学院）
　　　　　　 侯再金（四川中医药高等专科学校）
　　　　　　 莫受尧（广东省湛江卫生学校）
　　　　　　 蒋　琪（佛山市南海区卫生职业技术学校）
　　　　　　 程文海（广东省江门中医药学校）

秘 书 长 林超岱（中国中医药出版社）

前 言

"全国中等医药卫生职业教育'十二五'规划教材"由中国职业技术教育学会教材工作委员会中等医药卫生职业教育教材建设研究会组织，全国120余所高等和中等医药卫生院校及相关医院、医药企业联合编写，中国中医药出版社出版。主要供全国中等医药卫生职业学校护理、助产、药剂、医学检验技术、口腔修复工艺专业使用。

《国家中长期教育改革和发展规划纲要（2010－2020年）》中明确提出，要大力发展职业教育，并将职业教育纳入经济社会发展和产业发展规划，使之成为推动经济发展、促进就业、改善民生、解决"三农"问题的重要途径。中等职业教育旨在满足社会对高素质劳动者和技能型人才的需求，其教材是教学的依据，在人才培养上具有举足轻重的作用。为了更好地适应我国医药卫生体制改革，适应中等医药卫生职业教育的教学发展和需求，体现国家对中等职业教育的最新教学要求，突出中等医药卫生职业教育的特色，中国职业技术教育学会教材工作委员会中等医药卫生职业教育教材建设研究会精心组织并完成了系列教材的建设工作。

本系列教材采用了"政府指导、学会主办、院校联办、出版社协办"的建设机制。2011年，在教育部宏观指导下，成立了中国职业技术教育学会教材工作委员会中等医药卫生职业教育教材建设研究会，将办公室设在中国中医药出版社，于同年即开展了系列规划教材的规划、组织工作。通过广泛调研、全国范围内主编遴选，历时近2年的时间，经过主编会议、全体编委会议、定稿会议，在700多位编者的共同努力下，完成了5个专业61本规划教材的编写工作。

本系列教材具有以下特点：

1. 以学生为中心，强调以就业为导向、以能力为本位、以岗位需求为标准的原则，按照技能型、服务型高素质劳动者的培养目标进行编写，体现"工学结合"的人才培养模式。

2. 教材内容充分体现中等医药卫生职业教育的特色，以教育部新的教学指导意见为纲领，注重针对性、适用性以及实用性，贴近学生、贴近岗位、贴近社会，符合中职教学实际。

3. 强化质量意识、精品意识，从教材内容结构、知识点、规范化、标准化、编写技巧、语言文字等方面加以改革，具备"精品教材"特质。

4. 教材内容与教学大纲一致，教材内容涵盖资格考试全部内容及所有考试要求的知识点，注重满足学生获得"双证书"及相关工作岗位需求，以利于学生就业，突出中等医药卫生职业教育的要求。

5. 创新教材呈现形式，图文并茂，版式设计新颖、活泼，符合中职学生认知规律及特点，以利于增强学习兴趣。

6. 配有相应的教学大纲，指导教与学，相关内容可在中国中医药出版社网站

（www.cptcm.com）上进行下载。本系列教材在编写过程中得到了教育部、中国职业技术教育学会教材工作委员会有关领导以及各院校的大力支持和高度关注，我们衷心希望本系列规划教材能在相关课程的教学中发挥积极的作用，通过教学实践的检验不断改进和完善。敬请各教学单位、教学人员以及广大学生多提宝贵意见，以便再版时予以修正，使教材质量不断提升。

中等医药卫生职业教育教材建设研究会
中国中医药出版社
2013 年 7 月

编写说明

随着社会的发展，人口老龄化及生活压力的加大，危急症患者数量的增多，各种急救高新仪器的广泛应用，危急症护理人员救护水平的提高已迫在眉睫。

危急症护理是中等职业教育护理、助产专业的一门专业课程。本教材结合国内外最新资料，从临床和教学实际出发，以培养中等专业护理人才为重点，以危急症护理为主线，以服务人才培养为目标，坚持以育人为本，充分把握教材的适用性、实用性，贴近岗位和临床需要，基本理论以"必需、够用"为度，从院外急救到院内急诊急救，突出救护的整体性是编写特色。本教材具有科学性、先进性和实用性的特点。

全书共10章，分为绪论、院前急救与护理、医院急诊科的组织与管理、重症监护、心脏骤停与心肺脑复苏、昏迷患者的护理、休克患者的护理、常用急救技术与护理、理化因素急性损伤患者的救护和多器官功能障碍综合征患者的护理，书后附实践指导，目的是使学生能比较系统地掌握急救护理的相关知识与救护技术，在注重专业实践技能培养的同时，拓展专业知识，兼顾提升国家护士执业资格考试的成功率，使学生受益无穷。

本教材的分工编写情况：第一章结论由张霞、樊任珠编写；第二章院前急救与护理由陈京来编写，第三章医院急诊科的组织与管理由曲振瑞编写；第四章重症监护由张霞编写；第五章心脏骤停与心肺脑复苏由尹卉、姜宴编写；第六章昏迷患者的护理由梁萍编写；第七章休克患者的护理由慈玉莹编写；第八章常用急救技术与护理由贾欣、慈玉莹编写；第九章理化因素急性损伤患者的救护由张玉芹、慈玉莹编写；第十章多器官功能障碍综合征患者的护理由杜娟、越虹编写。

本教材由多年从事急救和危急症护理，且经验丰富的教师和医护专家共同完成。在编写、审定过程中得到了哈尔滨市卫生学校、北京卫生职业学院等学校的大力支持，在此表示衷心的感谢。

由于时间紧，任务重，疏漏与不妥之处在所难免，恳请广大师生谅察和惠正，以便及时修订。

《危急症护理》编委会
2013年7月

目 录

第一章 绪论

第一节 概述 ……………………… 1
一、危急症护理的概念 ………… 1
二、危急症护理的形成和发展 …… 1
三、危急症护理的范畴 ………… 3

第二节 危急症护理人员应具备的素质 …………………………… 5
一、高度的责任心和同情心 …… 5
二、良好的身体素质和全面的应急能力 …………………………… 5
三、树立时间就是生命的理念 … 5
四、扎实的基础理论知识和正确的抢救 …………………………… 5
五、较强的人际沟通和协调能力 …………………………… 5
六、科学的管理能力 …………… 5

第三节 学习危急症护理的方法 …… 6
一、明确学习目标 ……………… 6
二、掌握危急症护理理论知识和急救技术 …………………………… 6

第二章 院前急救与护理

第一节 概述 ……………………… 8
一、院前急救的重要性 ………… 8
二、院前急救的任务 …………… 8
三、院前急救的特点 …………… 9
四、院前急救的原则 …………… 9
五、院前急救的组织体系 ……… 10

第二节 院前急救护理 …………… 11
一、院前急救患者的分诊 ……… 11
二、院前急救注意事项 ………… 12
三、院前急救物品的管理 ……… 12
四、院前急救步骤 ……………… 12
五、院前急救常用的护理措施 … 13
六、急救患者的运送及护理 …… 15

第三章 医院急诊科的组织与管理

第一节 概述 ……………………… 18
一、急诊科的任务 ……………… 18
二、急诊科的设置 ……………… 19
三、急诊绿色通道 ……………… 21

第二节 急诊科护理工作程序 …… 21
一、急诊科护理工作特点 ……… 21
二、急诊科护理工作流程 ……… 22
三、急诊科护理工作的职责 …… 23
四、急诊科护士对患者及家属的心理护理 …………………………… 24

第三节 急诊科的管理 …………… 26
一、急诊科的管理制度 ………… 26
二、急诊科的人员管理 ………… 28
三、急诊科的仪器、设备和药品的管理 …………………………… 31

第四节 常见症状的分诊 ………… 32
一、确定急诊范围 ……………… 32
二、评估病情 …………………… 34

第四章 重症监护

第一节 重症监护病房的组织与管理 …………………………… 37
一、ICU 的设置 ………………… 37
二、ICU 的管理及感染控制 …… 39
三、ICU 的规章制度 …………… 41
四、ICU 的护理文件 …………… 41

第二节 重症监护病房的护理工作 …………………………… 43

一、ICU 的收治程序和对象 …… 43
二、ICU 的监护内容 …………… 45
第三节　常用重症监护技术 …… 46
一、体温监护 …………………… 46
二、循环系统功能监护 ………… 48
三、呼吸系统功能监测 ………… 54
四、中枢神经系统功能监护 …… 56
五、肾功能监护 ………………… 57
六、血液系统功能监护 ………… 59
七、消化系统功能监护 ………… 59
八、输液监护 …………………… 60

第五章　心脏骤停与心肺脑复苏

第一节　心脏骤停 ……………… 63
一、心脏骤停的病因 …………… 63
二、心脏骤停的类型 …………… 64
三、心脏骤停的表现 …………… 64

第二节　心肺脑复苏 …………… 65
一、基础生命支持 ……………… 65
二、进一步生命支持 …………… 74
三、延续生命支持 ……………… 76

第三节　复苏后的监测与护理 …… 78
一、复苏后的监护 ……………… 78
二、复苏后的护理 ……………… 79
三、急诊科的心肺复苏抢救
　　流程 ………………………… 80

第六章　昏迷患者的护理

第一节　昏迷患者的护理评估 …… 83
一、健康史 ……………………… 83
二、身体状况 …………………… 84
三、昏迷过程 …………………… 85
四、伴随症状 …………………… 85
五、实验室及特殊检查 ………… 86

第二节　昏迷患者的急救与护理 … 86
一、密切观察病情 ……………… 86
二、保持呼吸道通畅 …………… 86
三、尿、便异常的护理 ………… 86

四、并发症的预防及护理 ……… 87
五、其他护理 …………………… 88
六、昏迷的救护程序 …………… 88

第七章　休克患者的护理

第一节　休克患者的护理评估 …… 91
一、健康史 ……………………… 91
二、身体状况 …………………… 93
三、心理状况 …………………… 94
四、实验室及其他检查 ………… 94

第二节　休克患者的急救护理 …… 94
一、积极配合治疗护理原发疾病
　　 …………………………… 94
二、一般护理 …………………… 94
三、密切监测病情 ……………… 95
四、补充血容量的护理 ………… 95
五、改善组织灌注，维持有效的气体
　　交换 ………………………… 96
六、防治感染、预防并发症的护理
　　 …………………………… 97
七、心理护理 …………………… 98

第八章　常用急救技术与护理

第一节　机械通气技术及护理 …… 101
一、概述 ………………………… 101
二、适应证和禁忌证 …………… 101
三、操作方法 …………………… 102
四、护理 ………………………… 103

第二节　气管内插管术 ………… 104
一、适应证与禁忌证 …………… 104
二、操作方法及护理 …………… 104

第三节　气管切开术 …………… 107
一、适应证和禁忌证 …………… 107
二、操作方法 …………………… 107
三、护理 ………………………… 108

第四节　动、静脉穿刺置管术 …… 109
一、动脉穿刺置管术 …………… 109
二、静脉穿刺置管术 …………… 110

三、护理措施 …………… 112
第五节　心脏电除颤及护理 ……… 112
　　一、概述 ………………… 112
　　二、适应证和禁忌证 …… 112
　　三、操作方法及护理 …… 112
第六节　外伤止血、包扎、固定与
　　　　搬运 ………………… 113
　　一、止血 ………………… 113
　　二、包扎 ………………… 115
　　三、固定 ………………… 117
　　四、搬运 ………………… 118

第九章　理化因素急性损伤患者的救护

第一节　急性中毒总论 …………… 121
　　一、病因和中毒机制 …… 121
　　二、护理评估 …………… 123
　　三、救治原则 …………… 125
　　四、护理措施 …………… 128
第二节　常见急性中毒的救护 …… 130
　　一、急性一氧化碳中毒 … 130
　　二、有机磷农药中毒 …… 133
　　三、镇静催眠药中毒 …… 137
第三节　中暑 ……………………… 139
　　一、病因及发病机制 …… 139
　　二、护理评估 …………… 140
　　三、救治原则与护理 …… 140
第四节　淹溺 ……………………… 141
　　一、病因及发病机制 …… 142
　　二、护理评估 …………… 142
　　三、救治原则与护理 …… 143
第五节　电击伤 …………………… 145

　　一、病因及发病机制 …… 145
　　二、护理评估 …………… 145
　　三、救治原则与护理 …… 146

第十章　多器官功能障碍综合征患者的护理

第一节　概述 ……………………… 153
　　一、病因 ………………… 153
　　二、发病机制 …………… 154
第二节　多器官功能障碍综合征的
　　　　护理 ………………… 155
　　一、护理评估 …………… 155
　　二、诊断标准与临床分期 … 156
　　三、护理诊断及合作性问题 … 158
　　四、急救 ………………… 158
　　五、护理措施 …………… 160
　　六、预防 ………………… 161

实践指导

实践一　急诊科的设置与管理 …… 165
实践二　ICU的管理和感染控制、重症
　　　　监护技术 ……………… 165
实践三　心肺脑复苏术 …………… 166
实践四　止血及包扎 ……………… 166
实践五　常用救护技术及护理 …… 167
实践六　急性中毒患者的救护,中暑、淹
　　　　溺、电击伤患者的救护 …… 168

附录

　　一、急诊临床检验参考值 …… 169
　　二、急救常用药物 …………… 171
主要参考书目 ……………………… 178

第一章 绪 论

知识要点

1. 了解危急症护理的发展史。
2. 熟悉危急症护理的概念及护理人员应具备的素质。
3. 掌握危急症护理的范畴及学习方法。

危急症护理是研究各种急危重症患者抢救与护理的一门重要临床护理学科,是护理学的重要组成部分,它与临床各专科护理技术既有密切联系又有其相对独立性。随着社会的不断进步和经济发展,各种急危重症、意外伤害事故及自然灾害的发生有明显增加的趋势,对此若缺乏一个完整的救护体系就可能导致救护延误,使一些本可挽救的生命丧失救治机会,因此,加强危急症的理论知识与技能教育对于培养现代护理人员是十分必要的。

第一节 概 述

一、危急症护理的概念

危急症护理是以挽救患者生命、提高抢救成功率、促进患者康复、减少伤残率、提高生命质量为目的,研究危急症患者抢救、护理和管理的一门综合性应用学科。

二、危急症护理的形成和发展

危急症护理的起源始于19世纪南丁格尔(F·Nightingale)的年代,1854~1856年英、俄、土耳其在克里米亚交战时期,前线战伤的英国士兵死亡率高达42%以上,南丁格尔率领38名护士前往战地救护伤员,他们为伤员清洗伤口和创面、敷药、换药、安放舒适的体位,并亲自守护在重伤员床旁,使伤员死亡率明显下降到2%左右。这充分说明了危急症护理工作在救治危重伤病员中的重要作用,南丁格尔是战伤救护的先驱者和实践者,为现代危急症护理揭开了辉煌的第一页(图1-1)。

危急症护理在20世纪50年代以前发展缓慢,20世纪50年代初期,丹麦等北欧国家发生了脊髓灰质炎大流行,许多患者出现呼吸肌麻痹,不能自主呼吸,便将患者集中而辅以"铁肺"治疗,配合相应的特殊护理技术,取得了很大的成功,于是出现了世

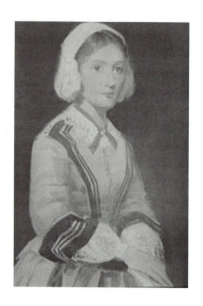

图1-1 南丁格尔（1820-1910）

界上最早的用于监护呼吸衰竭患者的"监护病房"。20世纪60年代，随着电子工业的飞速发展，各种电子监护仪器设备如心电示波装置、电除颤器、人工呼吸机、血液透析仪广泛应用于临床，使危急症护理技术和重症监护技术进入有抢救设备配合的新阶段。到了60年代后期，现代监护仪器设备的集中使用，促进了重症监护病房（ICU）的建立，1968年麻省理工学院提议建立"急症医学服务体系（emergency medical service system，EMSS）"在急诊医疗服务体系中，法国急救医师参与各个环节的急救，1969年美国创立重症加强护理学会，1971年正式命名为美国危重症护理学会（ACCN），1970年日本规定急救车标准，1972年美国国会举行了建立急救医学体系的听证会，1973年美国总统颁布了急诊医疗体系（EMSS）法案，美国特别重视对民众进行急救知识的教育。1980年德国运用直升机运送伤病员称为"空中救护车"，是世界空中急救最发达的国家。

知识链接

铁 肺

脊髓灰质炎是一种侵袭脊髓神经而导致患者瘫痪的疾病。脊髓灰质炎甚至能够影响到患者的呼吸能力。膈肌是位于胃和肺之间的一层薄薄的肌肉，当膈肌向上运动时，空气被挤压出去；当膈肌向下运动时，空气被吸入肺内。控制呼吸的神经位于颈部很高的部分。如果该神经受到脊髓灰质炎病毒的侵袭，患者可能死亡。但菲利普·德林克发明了铁肺，即发明了能使患者呼吸的机器。铁肺是一个连接着泵的密闭铁盒子，患者的头部伸在外面。当铁肺中的空气被吸出时，新鲜空气进入患者的肺内；当铁肺中的压力升高时，肺内的空气被压出去。铁肺拯救了许多人的生命，是第一个代替人体器官功能的机器。

我国的危急症护理工作开展较早，20世纪50年代，我国各级医院病房就普遍将急危重症患者集中在危重病房或急救室，靠近护士站，便于密切观察与护理。20世纪70年代末期，建立心脏术后心脏监护病房。但我国急救工作的兴起从20世纪80年代开始，在北京、上海等地正式成立了急救中心，1980年国家卫生部颁布了"加强城市急诊工作"的指示，1983年颁布了"城市医院急诊室（科）建立方案"，规定了急诊室（科）的任务，确立了急诊医疗工作的方向、组织和管理模式以及急诊工作的规章制度，有效地促进了急诊医学在国内的兴起与发展。1987年5月经中华医学会批准正式成立了"中华医学会急诊医学分会"，自此，急诊医学在我国被正式承认为一门独立的医学学科。

三、危急症护理的范畴

（一）院前急救

指急、危、重症患者进入医院前的医疗救护，包括患者在发生伤病的现场对医疗救护的呼救、现场救护、运送和途中监护等环节。对提高抢救成功率，减少致残率有极其重要的意义。它是一项服务于广大人民群众的社会公益事业，需要得到政府和社会各界的重视、支持和帮助，尤其是大型灾害事故的医疗救护，需要动员社会各界的力量，有领导、有组织地协调行动，以最小的人力、物力、财力在最短时间内争取最好的抢救效果。通过大力开展危急症护理知识和初步急救技能训练的普及工作，使在现场的最初目击者能首先对患者进行必要的初步急救。

（二）急诊科救护

急诊科是医院的服务窗口，要求急诊科有相对独立区域和合格的装备，有足够固定编制及高素质的医护人员。医护人员接到急诊患者后，对其采取抢救治疗和护理，并根据患者病情变化确定出院、收入相应专科病房、进入重症监护病房的决定。急诊科医务人员要树立"时间就是生命"的观念，以提高抢救水平和应急能力。

（三）院内危重症监护

指受过专门培训的医护人员在备有先进监护设备和急救设备的重症监护病房，接收由急救中心、急诊科和院内有关科室转来的危重症患者，对多种严重疾病或创伤以及继发于各种严重疾病或创伤的复杂并发症患者进行全面监护及治疗护理。研究范围主要有：①危重患者的监护与护理；②重症监护病房人员和设备的配备与管理；③重症监护技术（图1-2）。

（四）灾难救护

灾难可分为自然灾害（如地震、洪水、雪灾、海啸、台风等）和人为灾害（如交通事故、放射性污染、化学中毒、流行病等）所造成的后果。灾难的共同特征是突发性

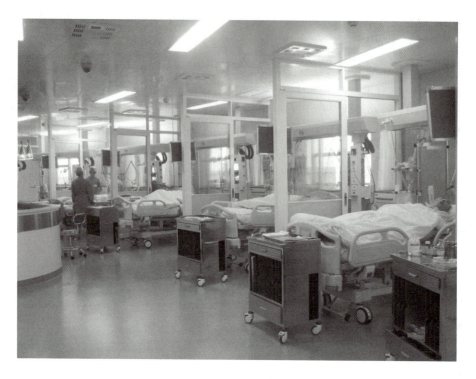

图1-2 院内危重症监护

和人员的集中伤亡,一旦灾难发生,应立即组织人员赶赴现场,首先应做好下列工作:①积极寻找并救护伤员;②快速实施检伤分类,根据不同伤情,给予不同处理;③开展现场急救(自救、互救);④及时运输和疏散伤员;此外还应注意灾后必须预防传染病、流行病的发生。

知识链接

2008年中国雪灾

2008年1月10日起中国浙江、江苏、安徽、江西、河南、湖北、湖南、广东、广西、重庆、四川、贵州、云南、陕西、甘肃、青海、宁夏、新疆和新疆生产建设兵团等19个省级行政区均受到低温、雨雪、冰冻灾害影响,死亡60人;失踪2人;紧急转移安置175.9万人;农作物受灾面积7270.8千公顷;倒塌房屋22.3万间,损坏房屋86.2万间;直接经济损失537.9亿元。其中湖南、湖北、贵州、广西、江西、安徽等6省受灾最为严重。

(五)危急症护理人才培养和科研工作

危急症护理人员的技术业务培训工作是发展我国急救护理事业的一个重要组成部分。首先应在医学院校护理专业开设危急症护理课程,系统地学习有关危急症护理的理论知识和技能,加强危急症护理的教学工作;其次要组织现有的护理人员学习危急症护理，通过讲座、急救技术培训等多种形式对现有急救护理人员进行工作期间的继续教育，不断学习和掌握危急症护理方面的新理论、新技术，更好地适应当今急救护理工作需要。

第二节 危急症护理人员应具备的素质

一、高度的责任心和同情心

危急症护理工作的特点决定了从事危急症护理工作的医护人员必须具有高度的责任心和同情心，工作中的一丝疏忽都可能使患者付出生命的代价。每一名护士都应高度认识危急症护理工作的重要性，树立"时间就是生命"的概念，只要患者有一线生存的希望，就应尽职尽责、全力以赴地投入到抢救工作中。

二、良好的身体素质和全面的应急能力

危急症患者的病情危重、变化快，抢救工作紧张，面对紧急性和突发性，要求护士必须具有良好的身体素质和心理素质，才能应对长途跋涉、伤员搬运、连续工作等超负荷的工作强度。急诊科救护工作充满风险与挑战，要求急救护士必须具备全面的应急能力，尤其是面对突发事件的大批危重患者的急救，要具有临危不乱的应急能力，有条不紊地完成救护工作。

三、树立时间就是生命的理念

对危急症患者要做到分秒必争，为其争取生存的关键时间，不失时机地进行抢救，提高抢救的成功率。

四、扎实的基础理论知识和正确的抢救

要求护理人员具有扎实的医学与护理知识、丰富的临床经验、熟练的操作技术，能迅速对患者的病情作出评估，并准确地配合医师抢救治疗。

五、较强的人际沟通和协调能力

护士担负着患者、医师和患者家属之间的沟通协调责任，应主动把患者的病情变化、治疗过程向患者解释并了解患者和家属的心理状态，使其配合救护工作，提高抢救成功率。急救护士还要经常与社会及其他临床科室进行联系和协调，需要较强的人际沟通和协调能力。

六、科学的管理能力

要做好危急症护理工作，应该具有一定的管理能力，急救科应建立、健全各种救护的规章制度，使各种仪器处于良好状态，药品、物品管理有序，标记清楚，有固定的存

放位置，出现紧急情况时，要保证各种抢救措施及时到位，提高急救护理工作的效率和工作质量。

第三节 学习危急症护理的方法

一、明确学习目标

应该树立以患者及其健康为中心的理念，运用所学的知识和技能对各种急危重症患者进行急救护理和抢救配合。

二、掌握危急症护理理论知识和急救技术

刻苦学习危急症护理的基本理论、基本知识和基本技能，还要将基础理论与学过的各科知识相互联系，融会贯通。勤学苦练急救技术，做到理论与实践结合，认真总结成功的经验和失败的教训，善于分析在抢救中遇到的各种问题，提高分析问题、解决问题的能力。

同步测试题

一、名词解释

危急症护理

二、填空题

1. 现代危急症护理起源于_____时代。
2. 危急症护理的范畴包括_____、_____、_____、_____、危急症护理人才培养和科研工作。

三、简答题

1. 急救护理人员应具备哪些素质？
2. 简述学习危急症护理的方法包括哪些？

护考链接

1. 危急症护理最早起源于
   A. 19世纪南丁格尔的年代　　B. 20世纪50年代　　C. 20世纪60年代
   D. 20世纪70年代　　E. 20世纪80年代

2. 特别重视对民众进行急救知识教育的国家是
    A. 日本　　　　　　　　B. 中国　　　　　　　　C. 英国
    D. 俄罗斯　　　　　　　E. 美国
3. 空中急救最发达的国家是
    A. 美国　　　　　　　　B. 德国　　　　　　　　C. 英国
    D. 法国　　　　　　　　E. 日本
4. 在急诊医疗服务体系中，急救医师参与各个环节急救的国家是
    A. 美国　　　　　　　　B. 中国　　　　　　　　C. 英国
    D. 法国　　　　　　　　E. 德国

第二章 院前急救与护理

知识要点

1. 了解院前急救的重要性、院前急救的特点及功能。
2. 熟悉院前急救的任务、急救患者的分诊。
3. 掌握院前急救的原则、常用的护理措施、急救患者的运送及护理。

第一节 概 述

院前急救又称院外急救或现场急救,是指患者在发病或受伤时,由"第一目击者"或医护人员在出事地点对其进行初步救护,以维持基本生命体征和减轻痛苦的医疗活动和行为的总称。是急救过程中的首要环节,它包括现场处理、医疗监护及运送。其工作重点是准确、合理、快速地实施急救,挽救患者生命,减少伤残率。

一、院前急救的重要性

院前急救与院内急救、重症监护病房治疗三者组成了急诊医疗服务体系(EMSS)。随着社会的发展,人们对生活质量的要求也不断提高。当发病及发生意外伤害事件后,若能在到达医院之前得到正确、有效的院前急救,可以避免危及患者生命的情况发生,为院内治疗提供宝贵的时间和机会。尽管院前急救是暂时的、应急的,但对一些危重患者而言,倘若没有在院前急救过程中争分夺秒的救治,纵然医院内设备再好,医师的医术再高明,也难起死回生。但是如果没有医院的继续有效的救治,院前急救的效果也很难巩固,甚至会有继续恶化的可能性,因而院前急救与院内急救相辅相成,既有分工又有联系,各司其职,都以挽救患者生命为己任。另外,院前急救也是社会应急、防御人为事故和自然灾害、社会安全保障系统的重要组成部分。有效的院前急救体系,可使患者的伤亡减少到最低限度。

二、院前急救的任务

1. 对呼救伤员进行现场急救和运送 要求接到呼救电话或其他方式的信息后,救护车要立即出动,医护人员要随车前往尽快到达现场,进行现场急救后,迅速安全地将伤员送到就近的合适的医院急诊科（室）。根据我国情况，呼救伤员中一类是生命有危险的患者，例如急性心肌梗死、窒息、大出血、昏迷伤员等，称为危重伤员，要就地进行复苏抢救，另一类是病情紧急，但短时间内不会发生生命危险的伤员，例如骨折、急腹症、普通外伤等，在进行简单现场处理后，送到合适的医院或特约医院治疗。

2. 对各类伤病员进行院前急救 例如水灾、火灾、地震、自然灾害、战场等，除了现场救护外，组织合理分流运送，并注意救护人员自身的安全。

3. 特殊任务的救护值班 例如大型集会、重要会议、比赛等，发生情况按上述情况处理。

三、院前急救的特点

1. 突发性 院前急救往往无时间规律，患者何时呼救，重大性灾难事故何时发生不可预知。意外伤害可能发生在任何时间、任何地点，只有充分的急救准备和良好的反应能力，才能胜任突发事件的急救。这就要求院前急救做到常备不懈，随时准备投入到急救工作中去。

2. 时间紧迫性 "时间就是生命"，不容迟缓。不论是一般急诊患者还是危急患者，只要急救机构接到呼救时，必须车与人立即出发，迅速赶到现场并立即抢救，根据病情立即运送或就地监护治疗。

3. 急救环境条件艰苦 无论刮风下雨、严寒、酷暑都必须随叫随到；现场急救的环境无定性，可能是在光线暗淡、空间较小、人群拥杂的家中或马路上；有时甚至险情未除，可能导致人员再伤亡；或运送途中车辆颠簸、震动和噪声给一些必要的诊疗护理操作带来干扰和困难，这就要求医护人员在技术操作上、急救基本功上具备熟练技能。

4. 病种复杂多样 院前急救的患者科目是多种多样的，因此，需要救护人员在较短时间内对患者病种科目作出初步筛选、诊断、处理。现场急救以对症急救处理为主，即针对生命指征的问题尤其是心、肺、脑功能衰竭进行复苏（CPCR）以及对外伤的止血、包扎、固定和搬运等各种对症急救。

5. 体力消耗较大，有一定的危险性 院前急救的现场是各种各样的，也可能是车辆无法到达的地方，甚至是布满荆棘的地方；医护人员要随身携带急救箱和其他救护器材；既要救治患者，又要指导和帮助搬运患者，消耗体力较大。如遇火灾、毒气、建筑物倒塌等事故现场，险情依然存在，对救护人员有致伤的危险。因此，救护人员应对周围环境作出适当评估，抢救患者的生命十分重要，但保护自身生命安全也同样重要。

四、院前急救的原则

1. 评估现场，确保自身与伤病员的安全 救护人员到达后迅速评估现场是否安全，应尽快将伤员脱离危险区，避免受到再次伤害。

2. 先救命再治伤，果断实施救护措施 救护人员应保持镇定，沉着大胆，细心负责，理智科学地判断。遵循先复苏后固定、先止血后包扎、先重伤后轻伤、先救治后运送。

3. 急救与呼救并重 遇有成批伤员时，及时施救应与呼救同时进行，以尽快得到支援，加快救治工作。

4. **妥善保存离断肢体或器官** 如断肢、断指等，应及时做好保存工作，避免遗漏在现场，以增加再植的成功率，减少伤残。

5. **监护运送，确保安全** 经过初步现场处理后，先重伤后轻伤进行运送，必须把伤员及时转送到合适的医院进行进一步急救处理。选择合适的搬运方法，在转送过程中，应减少伤员的痛苦，防止造成新的损伤而导致残疾或死亡。急救运送是院前急救的重要组成部分，是连接急救医疗体系的一个重要的"链"，是院前抢救的场所，在运送过程中，要不停地进行抢救，确保伤员安全抵达医院。

6. **利用资源，快速急救** 要利用现有交通、人力、物力、财力、药品、急救设备等资源，以最短的反应时间，以最快的速度将患者送到医院急救。

五、院前急救的组织体系

1. **先进的网络急救指挥系统** 现代急救医疗已把通讯、运输、技术称为院前急救的三大要素，通讯是其中重要的环节。目前国内120急救电话的收接畅通，利用各种有线、无线通讯设备将急救中心、急救站、急救车、急救现场有效的联络起来，便于指挥、调度，缩短了急救的反应时间，提高了应急反应能力。

2. **设备完善的运输工具** 通常情况下是指救护车，120急救车装备有心肺复苏（CPR）、生命高级维持技术（ALS）和患者监护（monitor）等设备，是集运、救、护三种功能于一体的急救运载工具，即使在运送途中也可以对患者实施有效的救护治疗。

3. **较高的技术水平** 高水平的急救技术是院前急救成功的保障，因此要不断提高和培训医护人员急救技术水平，能熟练掌握心肺复苏、心电监护、除颤、起搏、气管插管等救护技术。制订一整套院前急救操作常规，实现院前急救规范化管理。

4. **健全的管理制度** 制度是急救质量的保证和基础，要建立健全各项急救管理制度，如救护车调度制度、院前急救人员岗位职责、值班制度等；要做好随车记录制度，准确及时记录伤员病情和院前急救情况及其疗效；要坚持车辆维修保养制度，始终保持车辆的完好状态；要做好通讯器材维修及保养；始终保持急救通讯指挥系统的灵敏有效。

> **知识链接**
>
> **我国的院前急救模式**
>
> 我国的院前急救模式总体上与英美类型相似，普遍配备医务人员随车。由于各地的经济实力、城市规模、急救意识、服务区域，以及传统急救模式的影响，各地在设立院前急救医疗机构时，所采取的院前急救模式亦不相同。目前我国院前急救大体上可分为特大城市模式（如北京、上海、重庆和广州）和中小城市模式。我国院前急救机构统一使用急救电话"120"；用于急救的车辆是救护车，一般可分为监护型、普通型和运输型三种；救护车配备一名医师、一名护士和一名驾驶员，或只配医师和驾驶员各一名。

第二节 院前急救护理

一、院前急救患者的分诊

（一）院前分诊重要性

院前急救分诊是很必要的工作，只有正确的分诊，才能使最需要治疗的患者得到优先救治，如果没有分诊，往往轻症患者得到先救治，而危重的患者却被耽搁。分诊能提高患者的存活率、降低病死率和伤残率。

（二）院前分诊的判断

首先根据患者的伤情来判断，由于时间紧，要求快速进行，应在1~2分钟完成判断结果，具体方法是通过眼观、耳听、面感来判断基本生命体征。

（三）院前分诊的方法

院前分诊是根据判断患者的病情，决定医疗优先次序，常用不同色彩表示。目的是将适当的患者，在适当的时间，放在适当的地点并给予适当的救助，在分诊时，只有患者在气道阻塞或大出血两种情况时才立即处理，其他情况均在分诊后再做处理，一般分红、黄、绿、黑四种等级（图2-1）。

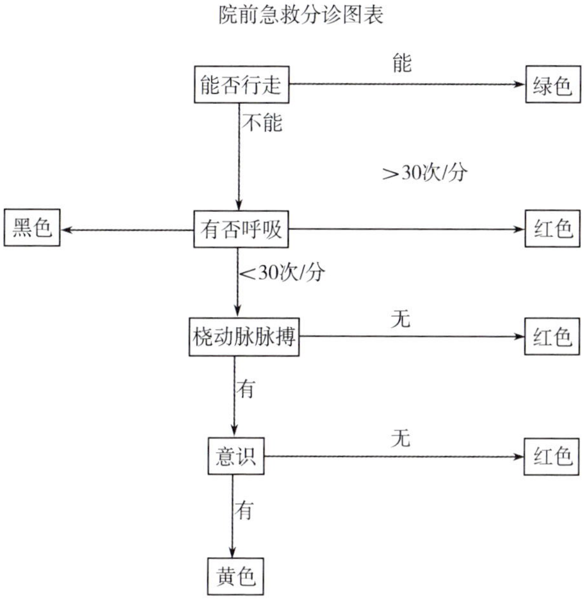

院前急救分诊图表

```
                        能
         能否行走 ─────────→ 绿色
            │不能
            ↓
                       >30次/分
   黑色 ←── 有否呼吸 ─────────→ 红色
            │<30次/分
            ↓
                         无
         桡动脉脉搏 ─────────→ 红色
            │有
            ↓
                         无
           意识 ─────────→ 红色
            │有
            ↓
           黄色
```

图2-1 院前急救分诊图

二、院前急救注意事项

现场抢救时,常常依据医师的口头医嘱用药和治疗,这就要求护士熟悉各种急救药品,在抢救患者的过程中准确无误地执行医嘱。用药后的空安瓿应保存,以便最后查对。在病情允许的情况下做抢救记录。对中毒等患者,注意保留法律证据。对伤残患者,要设法保存好断离肢体,用无菌敷料或清洁的布料包裹并尽量保存在低温(4℃~10℃)下,尽快送往医院手术再植,保存过程中注意不可用液体浸泡或浸湿,为后续治疗创造条件。

三、院前急救物品的管理

院前急救药品、设备、物品应由护士专人负责保管,制订一系列管理制度,以保证最大限度地发挥急救物品的工作效能、延长使用寿命,使其随时处于良好的备用状态。

1. **急救药品** 固定药品的品种和数量,用后及时补充,注意药品的有效日期,避免使用过期药品,每班必须有专人负责交接。毒麻药品加锁保存,严格遵循使用程序。

2. **医疗器械** 对医疗器械,特别是贵重、精密仪器,使用前应组织培训,掌握其性能,熟练操作程序。要指定专人负责,认真交班,随时保持清洁,做好仪器的消毒、日常维护和保养,妥善保管。

3. **无菌物品** 无菌物品,必须注明消毒日期,保持物品清洁与干燥,超过1周时应重新消毒灭菌。抽真空保存的无菌物品,可保存3~6个月。

4. **救护车装备** 救护车有两种:一种为普通型救护车,其设备比较简单,有供氧装置、急救箱(包括急救常用药品、用物和器械等);一种为监护型救护车,配有心电监护除颤仪、供氧装置、气管内插管器械、心电图机、便携式呼吸机、吸引器、血氧饱和度测定仪等,为现场和转运途中危重伤病员的抢救提供救治条件。救护车内的各种药械应该固定基数、固定位置、定时维修及定时消毒。

四、院前急救步骤

(一)判断意识

若患者对高声呼唤、拍击身体无反应,婴儿不能哭泣,可判断其无意识。

(二)呼叫救援

一旦判断患者心跳呼吸骤停、意识丧失,应立即急救并求他人帮助,拨打"120"电话。

(三)救护体位

1. 心跳呼吸骤停者,取仰卧位,复苏操作时应在被救者背部垫硬板或放置在坚硬的平面上。

2. 意识障碍者，为防止呼吸道因舌后坠或黏液及呕吐物阻塞引起窒息，应采用侧卧位，液体容易从口中流出。

3. 头部外伤者，采取水平卧位，头部稍稍抬高，如面色发红，则取头高脚低位，面色青紫，取头低脚高位。

注意不要随意移动患者，以免造成伤害。不能用力拖拉患者，不要随意搬动和摇动已确定有头部或颈部外伤者。有颈部外伤者在翻身时，为防止颈髓再次损伤，另一人应保持患者头颈部与身体同一轴线翻转，做好头颈部的固定。

（四）循环

1. 检查循环体征 判断心跳（脉搏）应选大动脉测定。成人及儿童触摸颈动脉，婴儿触摸肱动脉，在 5~10 秒内完成。

2. 建立人工循环 救护人员判断患者已无脉搏，应立即在现场进行胸外心脏按压等人工循环及时救护。

（五）打开气道

迅速将患者衣领口、领带、围巾等解开，戴上手套迅速清除患者口鼻内的污泥、土块、痰、呕吐物等异物，以利于呼吸道通畅，采用仰头举颏法将气道打开。

（六）呼吸

1. 判断呼吸 检查呼吸，救护人将患者气道打开，利用眼视、耳听、皮肤感觉在 5 秒钟时间内，判断患者有无呼吸。即侧头用耳听患者口鼻的呼吸声（一听），用眼看胸部或上腹部有无随呼吸而上下起伏（二看），用面颊感觉呼吸气流（三感觉）。这一评估过程不超过 10 秒钟。

2. 人工呼吸 确定患者呼吸停止，应在现场立即给予口对口（口对鼻），或用呼吸面罩等人工呼吸救护措施。

（七）紧急止血

救护人员要注意检查患者有无严重出血的伤口，如有出血，要立即采取止血救护措施，避免因大出血造成休克死亡。

（八）局部检查

对于危重患者，第一步处理危及生命的情况，再注意处理局部。检查出血的部位和程度、骨折部位和程度、渗血、脏器脱出、皮肤感觉丧失等。

五、院前急救常用的护理措施

（一）止血

1. 出血的种类 ①动脉出血：动脉损伤所致出血呈喷射状，鲜红色，血流急，经急救尚能止血；②静脉出血：静脉损伤时血流较缓慢，暗红色；③毛细血管出血：在极小的血管受损时发生，血色鲜红，呈点状或片状。

2. 根据出血的部位可分为　①外出血：血自创口流出可以看到；②内出血：体腔内出血，要根据临床症状和体征来判断。

3. 止血方法　①加压包扎止血；②指压止血；③止血带止血；④绞带止血。

（二）包扎

1. 常用包扎材料　绷带、三角巾、毛巾、头巾、手帕、衣服、领带等。

2. 包扎方法　①绷带包扎法：是用途最广泛的方法，目的是限制伤员的活动、固定敷料和夹板、加压止血、促进组织液吸收或防止组织液的流失，支托下肢以促进静脉回流；②三角巾包扎：三角巾包扎操作简捷，能与身体各部位相适应，适用于急救时包扎；③多头带包扎：主要用于人体不易绑扎或面积过大的部位，操作简单，可固定敷料，施加压力及支撑身体保持舒适。

3. 特殊包扎法　①开放性气胸：立即于深呼气末用棉垫、毛巾、绷带、三角巾等加压包扎，严密封闭伤口，防止漏气；②腹部内脏脱出：切忌将其内脏直接还纳回腹腔，先用大块的纱布覆盖在脱出的内脏上，再用纱布卷成保护圈，放在脱出的内脏周围，保护圈可用碗或皮带圈代替，但注意不可使容器的边缘压住脱出的脏器，再用三角巾包扎；③脑膨出：首先松解领扣，然后迅速用无菌纱布覆盖膨出的脑组织，再在脑组织周围用纱布敷料或腰带折成圆圈加以保护，也可用干净的饭碗扣住，以三角巾或绷带轻轻地包扎固定，注意不要压迫膨出的脑实质，并禁止将其送回伤口内；④异物刺入伤：异物包括刀子、匕首、钢筋、铁棍以及其他因意外刺入体内的物体。异物刺入体内后，切忌拔出异物。因为这些异物可能刺中重要器官或血管，如果把异物拔出，会造成出血不止，包扎时应将异物露在体表外固定，快速送医院处理；⑤开放性骨折骨断端外露：用干净毛巾或纱布盖在骨折断端上，再用三角巾叠成环垫放于断端周围，包成8字形。

（三）固定

固定适用于骨折、关节严重损伤、肢体挤压伤、大面积软组织损伤。可以减轻痛苦，减少并发症，有利于患者的运送。对开放性软组织损伤应先止血，再包扎、固定。固定时松紧适度，牢固可靠。固定技术分外固定和内固定两种。院前急救多受条件限制，只能做外固定，目前最常用的外固定有小夹板、石膏绷带、外展架等。

1. 小夹板固定方法　可用木板、竹片或杉树皮等，削成长宽适度的小夹板。固定时，小夹板与皮肤之间要垫棉花类物品，或用绷带或布条固定在小夹板上，以防损伤皮肉。

2. 石膏绷带固定方法　石膏绷带，经水浸泡后缠绕在肢体上数层，使成管型石膏；或做成多层重叠的石膏托，用湿纱布绷带包在肢体上，待凝固成坚固的硬壳，对骨折肢体起有效的固定作用。

3. 外展架固定方法　用铅丝夹板、铅板或木板制成的外展架,再用石膏绷带包于患者胸廓侧方后,可将肩、肘、腕关节固定于功能位。患者站立或卧床,均可使患肢处于高抬位置,有利于消肿、止痛、控制炎症。

(四) 搬运

搬运是指用人工或简单的工具将患者从发病现场转移到能够治疗的场所,或经过现场救治的伤员移动到运输工具上。

1. 担架搬运法　担架搬运是最常用的方法,适用于路程长、病情重的情况。

2. 徒手搬运法　病情轻、路途近又找不到担架时用。可用扶持、背负、抱持、托举、椅托、拉车、平拖等。

3. 搬运注意事项　①必须妥善处理好患者(如外伤患者的止血、止痛、包扎、固定),才能搬运;②除非立即有生命危险或救护人员无法在短时间内赶到,都应等救护人员先处理病情,待病情稳定后再转送医院;③在搬运时做到轻、稳、快、避免震动伤员;④在人员、器材未准备妥当时,切忌搬运患者,尤其是搬运体重过重和神志不清者,否则,途中可能因疲劳而发生滚落、摔伤等意外;⑤在搬运过程中要随时观察患者的病情,如气色、呼吸等,注意保暖,不要将头面部覆盖太严,影响呼吸;⑥在火灾现场浓烟中搬运患者,应匍匐前进,离地面约30cm以内。

六、急救患者的运送及护理

1. 通报病情　救护人员应向患者、家属或与患者有关的人员做好转运解释工作,说明病情、途中可能出现的情况及发生意外的危险,取得患者、家属及有关人士的同意、理解与合作,稳定患者及家属的情绪。

2. 通讯联络　利用通讯工具与急救中心或后送医院联系,以利医院做好接收患者的准备。

3. 估计病情　搬运前再次检查各项生命体征,根据病情用药。

4. 转运中监护　①体位:根据病情,在不影响治疗的情况下,协助患者采取安全、舒适的体位,上车时,患者头部应向车的前部,担架车应固定,并使用保护带,防止患者从担架上翻落等意外;②利用救护车上的设备,通过心电监护、给氧、保持呼吸道通畅、机械通气、保持静脉通道给药、密切观察生命体征等不间断的有效救护措施,给患者以持续生命支持和监护。有抽搐与痉挛者,应取下义齿;可用牙垫,防止舌咬伤,根据患者的情况,对司机提出行车要求。

5. 做好记录和伤病员的交接　运送过程中应做好抢救、观察、监护记录。将患者送到医院后,要与急诊科的医护人员进行病史、病情和治疗护理过程的交接,保证患者治疗和护理的连续性。急救护士要准确填写急诊出诊护理记录单。

同步测试题

一、名词解释

院前急救

二、填空题

1. 院前急救的特点_____、_____、_____、_____、_____。
2. 出血的种类包括_____、_____、_____。
3. 止血方法包括_____、_____、_____、_____。

三、简答题

1. 院前急救的护理措施有哪些？
2. 简述急救患者的运送及护理。

护考链接

1. 院前医疗急救唯一的特服号码
   A. 120　　　　　　B. 999　　　　　　C. 114
   D. 12135　　　　　E. 112
2. 院前急救护理时的止血方法不包括
   A. 加压包扎止血法　　B. 指压止血法　　C. 绞带止血法
   D. 屈肢加垫止血法　　E. 口服止血药物
3. EMSS 由哪三部分组成
   A. 通讯指挥系统、现场急救组织、有监测的急救运输工具
   B. 院前急救、医院急诊科（室）急救、医院 ICU 急救
   C. 现场急救组织、医院急诊科（室）急救、医院 ICU 急救
   D. 通讯指挥系统、院前急救组织、急救运输工具
   E. 院前急救、有完善监测的运输工具、先进的救护设备
4. 下列哪项不是急救中心的任务
   A. 在卫生行政部门的领导或委托下，负责实施本地院前急救工作
   B. 负责对下级急救医疗站的业务指导
   C. 承担大型集会、重大比赛的现场急救保障
   D. 承担大型集会、重大比赛的现场治安保障
   E. 其工作重点是准确、合理、快速的实施急救

5. 下列哪项不是院前急救信息管理范畴
   A. 个人史、婚姻史、疫苗接种史
   B. 现病史、主诉、既往史
   C. 体格检查、辅助检查
   D. 初步诊断、急救处理
   E. 受伤情况、治疗抢救过程

6. 下列哪项不是现场急救原则
   A. 先排险后施救
   B. 先救命后治伤
   C. 先重伤后轻伤
   D. 先疏导后救伤
   E. 急救与呼救并重

7. 现场急救四项技术是指
   A. 清创、包扎、固定、搬运
   B. 消毒、清创、包扎、固定
   C. 止血、包扎、固定、搬运
   D. 消毒、包扎、固定、搬运
   E. 消毒、止血、包扎、固定

8. 现场判断伤员心跳停止的指标是
   A. 呼吸停止
   B. 大动脉搏动消失
   C. 瞳孔散大
   D. 伤员意识丧失
   E. 血压测不到

9. 成人心肺复苏时打开气道的最常用方式为
   A. 仰头举颏法
   B. 双手推举下颌法
   C. 托颏法
   D. 环状软骨压迫法
   E. 头偏向一侧成45°

10. 现场救护呼吸已经停止的无意识患者时以下哪项除外
    A. 立即开始胸外按压，后进行2次人工呼吸
    B. 迅速呼救急救医疗服务体系"120"
    C. 将伤者转移到安全地带
    D. 如为心跳停止，先行约5组（约2分钟）心肺复苏再行除颤
    E. 现场做心电图确定心跳停止后再实施抢救

11. 对下列哪种胸部损伤的伤员，应最先抢救
    A. 肋骨骨折
    B. 胸部挫伤
    C. 闭合性气胸
    D. 张力性气胸
    E. 开放性气胸

第三章 医院急诊科的组织与管理

 知识要点

1. 了解急诊科的管理制度及人员管理。
2. 熟悉急诊科的设置、护士的职责及设备管理。
3. 掌握急诊科的任务、工作特点、流程及急救绿色通道。

第一节 概 述

急诊科是医院急危重症患者最集中、病种最多的科室,是实施院内急救的重要场所,是急诊患者入院救治的必经之地。急诊科除了承担接收急诊患者的抢救任务外,还承担院前急救、意外灾害性事故的抢救及转运工作。急诊科急救水平的高低,直接反映了医院的医疗护理质量的高低。

一、急诊科的任务

(一) 急诊急救

急诊科最主要的任务是为患者提供所需要的紧急、全面的急诊急救护理服务,对病情危重者作出正确的判断并提供及时的救护措施以避免死亡和伤残的工作。

(二) 灾难事故救护

急诊科作为医院急救的最前沿,应时刻做好充分的人力、物力准备,以便有能力承担意外灾难事故的抢救工作。

(三) 急救护理管理

为保证急诊任务圆满完成,应完善各项规章制度以及各种危重症的抢救程序,并要科学、合理地将计划排班与按需排班结合起来,以调动急诊护士工作积极性。

（四）急救护理科研

急诊科是危重患者病情变化的主要场所，而急诊护士又是与患者直接接触的观察者，对患者的病情与护理效果可以最准确地观察和得到最快的反馈，因此平时要注意积累经验，寻找规律，从而提高急诊急救护理科研水平。

（五）教学、培训

积极安排护生实习带教，使急诊护理后继有人；采取多种形式对下级医疗单位的急诊护士进行技术培训和理论指导；加强国际国内学术交流，以加快急诊人才的培养，不断提高急诊护士的专业化知识程度，不断提高急救护理水平。

（六）参与社会宣传

走向社区，以多种形式普及宣传各种急救常识，开展面向大众的复苏技术培训，培养、提高大众急救意识，尽快提高大众急救水平。

二、急诊科的设置

急诊科作为医院的一个独立科室，接诊的多是突发性急、危、重症患者，所以设置要从应急出发，以方便急诊患者救治为原则。急诊科科学合理的布局有利于患者顺利就诊以最大限度地节省诊前时间，一切医疗护理工作均以"急"为中心，以方便患者就诊为原则。

（一）布局

急诊科的位置一般位于医院的前部或一侧，有单独的出入口，门前应有宽敞的停车场，入口处应备有平车、轮椅等方便患者使用。

急诊科指路标志必须鲜明、醒目、突出，便于患者寻找识别。白天应有指路标志，夜间应有指路灯标明急诊科位置。

急诊科的门应足够大，门内大厅宽敞，以利担架、车辆的进出及较多的患者和家属候诊时短暂停留，分诊室设在大厅明显位置，走廊要足够宽，一般以两边有候诊人员的情况下担架能顺利通过为宜。室内要求光线明亮，空气流通，要有对讲装置及电话保障。

（二）设置

对急救患者实行集中式抢救、监护、留观。急诊科应设置以下部门，且每一部门都有相应的制度和规范。

1. 分诊室　　分诊室是急诊患者就诊的第一站，故应设在急诊科入口处的明显位置，标志要明显。分诊员一般都是由有经验的护士担任，具体负责分诊。分诊室要做到快速有序地疏导患者进入各专科诊室或抢救室，使患者得到迅速诊断和有效的治疗。分诊室应备有诊查台和常用的医疗器械,如血压计、听诊器、体温表以及对讲、呼叫装置等,以便及时通知医师进行抢救。

2. **抢救室** 危重患者经分诊后立即进入抢救室,故抢救室应设在靠近急诊科的入口处,由专业急救人员负责抢救。抢救室要有足够的空间,单间面积不应少于 $50m^2$。门要高大,以便搬运患者。抢救室内要备有各种急救药品和抢救设备,一般设抢救床 1~3 张。抢救床最好是多功能的,可以升降,屋内设环形输液架,床头设中心供氧装置及中心吸引装置。有条件的医院应设各专科小型抢救室或内科系统抢救室和外科系统急救手术室,这样有利于抢救工作在互不干扰的情况下有条不紊地进行。

3. **治疗室** 治疗室包括准备室、注射室、处置室、急诊输液室。位置应设在各科诊室的中心部位,治疗室内应有无菌物品柜、配液台、治疗桌、肌内注射和静脉穿刺盘,消毒用品,室内还应有空气消毒。

4. **清创缝合室** 清创缝合室位置应紧靠外科诊断室,设有诊断床、清创台。清创缝合所用的各种用物要备齐,如各种消毒液、清创缝合包、洗手池等。

5. **各专科诊室** 急诊室还应设内科、外科、妇产科、儿科、眼科、耳鼻喉科、皮肤科等专科诊室。室内除备有必要的诊断用具和设备外,还需按各科特点备有急诊所需的器械与抢救物品,并做到定期清洁消毒、定期检查。

6. **监护室** 监护室内设监护床,床边应备有监护仪、呼吸机、心电图机、供氧装置、负压吸引装置、轨道式输液架、输液泵等设施。随时对危重患者进行监护,如体温监护、心电功能监护、血压监护、呼吸功能监护、肝功能监护、肾功能监护及脑压监护等,发现异常及时处理和抢救。

7. **隔离室** 隔离室应离分诊室较近,一旦发现有传染病可疑者,应立即隔离,并通知专科医师会诊,确诊后转送专科病房,并注意疫情及时上报。

8. **留观室** 留观室主要观察不能确诊的患者或抢救处置后需做进一步住院治疗的患者。患者一般留观 24 小时,原则上 3~5 天离院、转院或收留住院。

(三) 急诊科的主要仪器、设备和药品

1. **仪器、设备** 急诊科应备有呼吸机、心电图机、电动吸痰器、电动洗胃机、除颤起搏器。有条件的应具备中心给氧装置及中心吸引装置。另外备腰穿包、气管切开包、清创缝合包、输液包、输血包、导尿包、胸腔穿刺包、腹腔穿刺包、胃肠减压包、开胸包、烧伤包等。用完及时归还原处,以备急用。

2. **药品** 急诊科所备的急救药品要齐全,主要包括呼吸中枢神经兴奋剂、升压药、降压药、强心剂、利尿及脱水剂、抗心律失常药、血管扩张药、解痉药、镇静药、止痛药、解热药、止血药、解毒药、止咳平喘药、激素类药、局部麻醉药、纠正水电解质酸碱失衡药及常用液体如葡萄糖液、平衡盐液等。

三、急诊绿色通道

> **知识链接**
>
> **"急诊绿色通道"制度**
>
> 凡急危重症伤患者一旦进入绿色通道，即应实行"二先二后"，即先救治处置，后挂号交款；先入院抢救，后交款办手续。医务人员均有义务积极参加"绿色通道"的抢救工作，不得推诿患者或对"绿色通道"的呼叫不应答。

建立生命绿色通道，实行分区管理，急诊抢救分 3 个区域。

1. **红区** 区内备有各种抢救仪器设备、物品、药品，此区救治危及生命的重症患者，由主管护师及高年资护师负责急救护理工作。
2. **黄区** 区内备有一般救治设备，如电动吸引器、吸氧设备、急救推车，此区救治不危及生命、短时间内等待治疗及待入院患者，此区由高年资护师负责护理工作。
3. **绿区** 区内备有 10 张沙发靠椅，此区安排轻患者及一般急症，经一般处置后即可出院的患者，此区由低年资护士负责护理工作。

第二节　急诊科护理工作程序

一、急诊科护理工作特点

急诊科作为急救医疗体系的重要环节，由于病情危重、情况紧急、病情复杂，其护理工作与其他专科护理工作相比，自有其独特性。急救护理学集各专科护理之大成，是专科性与综合性的统一体。同时实践性强、操作要求高，因为只有"稳、准、快"才能保证"时效合一"。所以，急救护理工作有如下特点：

（一）时间紧迫、病情危重

急诊护理工作强调的是速度，特别是当患者突发急性昏迷、心脏骤停时，病情变化快，甚至危及生命，所以一切工作都突出一个"急"字。常需要医护人员分秒必争在短时间内迅速作出诊断，迅速实施有效的急救措施，并根据需要实施连续监护，充分体现"时间就是生命"。要求护士有高度责任感和敬业精神，分秒必争，做到"百分之一希望，百分之百努力"。

（二）随机性大、不可预测

危重患者何时就诊、就诊人数、病种及其危重程度均不可预见，尤其遇有意外伤害，如交通事故、灾害、传染病治疗、急性中毒等，患者常集中就诊。因此，要求急诊护士必须具有应急能力，完善各种应急措施，使失误减少到最小。同时要求必须保持抢救设备、药品随时处于备用、够用状态。

（三）疾病谱广、专业性强

急诊患者病种复杂，尤其是疑难病例及复合伤常常涉及多个系统、多个脏器、多学科护理知识及技能，病情凶险，如各种类型休克、严重创伤、急性昏迷、急性呼吸衰竭等患者，需要紧急救治和严密监护。这就要求护理人员不仅要掌握一般的护理技术，还必须掌握急救和监护技术。急救技术主要包括实施心肺复苏、建立人工气道、电复律、除颤、洗胃等急救技术；监护技术主要包括对急诊 ICU 患者实施生命体征、心电监护、神志以及各器官系统功能监测等技术。

（四）多方协作、齐心抢救

急诊医学是一门跨专业的边缘学科，很多内容存在纵横交叉。由于急诊患者疾病谱广泛，往往需要多个学科的协调参与。急、危、重症患者抢救时更是常常需要数名医护人员甚至是数科医护人员共同完成抢救任务；不论个人业务水平多高，一个医护人员不可能包办整个过程。

此外，灾难医学中的一些情况发生时，如空难、地震、火灾及某些群体发病时，数量多、病情重，需要医院、交通、公安、消防等多个部门协同完成，以及合理分流疏散，尽快转运，提高医疗机构的利用效率，避免因延误病情导致伤残、死亡。因而，要有高效能的指挥组织和协作制度，协调好各科室之间的关系，树立全局观念，加强协作，密切配合，才能保证患者在较短的时间内得到及时有效的救治。

（五）涉及面大、影响广泛

急诊科是向所有人开放的医疗工作第一线，是医院的窗口，社会接触面广，医疗中常涉及多种社会因素，而且易成为新闻热点，被公众关注。这就要求急诊医护人员要有很强的组织纪律性和明确的岗位责任制。尤其是护士，要重视与患者及其家属的沟通与交流，懂得心理护理的艺术，使患者满意的同时也为医院带来良好的社会效益。

另外，能否及时、高效地救治各类急危重患者，反映了一个国家、一个地区、一所医院的管理和医护技术水平，从而要求急诊医护人员不仅要具备精湛的抢救监护技术，还要具备良好的人际关系、较强的敬业精神和高尚医德，才能使得抢救质量得到保证，并取得良好的社会效应。

二、急诊科护理工作流程

（一）急诊接诊

医院急诊科同时担负院前急救任务，接到出诊电话，要问清患者性别、年龄、发病时间及病情、地址，准备好出诊物品。接诊要热情、耐心，主动做好解释工作，避免产生误会。接诊要迅速，同时考虑周到、准备充分。要时刻关爱患者，树立好"窗口"形象。

（二）护理评估

护理评估的重点是生命体征、意识、精神状态和主诉。应详细询问，仔细体检，分清轻、重、缓、急，以便采取有效的抢救措施。

（三）分诊的内涵

分诊是指对来院急诊就诊的患者进行快速、重点地收集资料，并将资料进行分析、判断、分类、分科，同时按轻、重、缓、急安排就诊顺序，并登记入册（档），一般应在 2~5 分钟完成。分诊的重点是病情分诊和学科分诊，做好这项工作对危急重症患者的救治起着至关重要的作用。

要求科学、合理、快速地安排患者到相应的专科诊室就诊。遇有危重患者，先抢救再挂号，争取最佳时机。如有分诊不准确，应及时加强医护、护患之间的沟通，向患者耐心解释，并积极联系好合适的就诊医师，严禁"踢皮球"现象出现。

以上程序紧密联系，要求护士时刻做好急救准备，并有急诊意识，即意识到这是突发事件，考虑到患者的状态会急骤变化，会存在一些潜在的危险。

（四）监护室

经过分诊，危重患者被立即送入抢救室或急诊科重症监护病房，进行加强监护治疗。

（五）急诊治疗与护理

对于一般急诊患者，遵医嘱给予相应的治疗、护理。但要随时注意观察其病情发展，以防出现意想不到的变化。

（六）转科及转院

根据病情及时联系专科病房或做好转院准备，协调好其间的衔接工作，及时向患者及家属解释，对于经急诊治疗护理康复后出院的患者，做好健康宣教。

三、急诊科护理工作的职责

（一）护士长职责

1. 在护理部主任的领导和科主任的业务指导下，根据护理部及科内工作计划，制订急诊科具体护理工作计划，并付诸实施。

2. 负责检查急诊科的护理工作，参加并指导危重患者的急救、处理。督促护理人员严格执行各项规章制度和技术操作规程。检查医嘱的执行情况，加强医护配合，严防差错及事故发生。

3. 负责急诊科护理人员排班工作，合理安排人力，做好急诊科管理。

4. 计划领取急诊科所需的医疗办公用品，分别指定专人负责领取、保管和定期检查并记录。

5. 组织领导科内护理人员的业务学习、技术培训及考核。

6. 督促检查卫生员、护理员做好清洁卫生、消毒隔离工作。

7. 负责指导和管理护理实习人员，并指定护理师或有经验、有教学能力的护士担任教学工作。

8. 认真听取患者对医疗、护理等方面的意见，并研究改进急诊科的管理工作。

9. 按要求认真填写各种护理资料。

（二）急诊科护士职责

1. 在急诊科护士长和主管急诊科（室）负责人的业务指导下进行工作。

2. 做好急诊患者的检诊和登记工作，按病情决定优先就诊，有困难时请示医师决定。

3. 急诊患者来诊，在医师未到以前，遇特殊危急患者，可给予必要的急救处置并随时向医师报告。

4. 在急救过程中，应迅速而准确地协助医师进行抢救工作。

5. 做好抢救患者的特护记录、登记和疫情报告。

6. 护送危重患者及手术患者到病房或手术室。

7. 及时完成治疗及护理工作，严防差错事故。

8. 经常巡视观察室患者，了解患者病情变化及对治疗护理的反应等情况，并向医师反映。

9. 管理好各项急救所需药品、器材、敷料，使之适用、够用。

四、急诊科护士对患者及家属的心理护理

对于急诊科来说，由于患者的随机性较大、病种复杂，在急诊科停留时间短暂，患者及家属又来自社会的各阶层，因此急诊科的护理人员应及时运用语言技巧与各种患者及家属进行沟通，在短时间内与他们建立良好的护患关系，相互尊重、相互信赖尽可能发挥双方的积极性，保证医疗护理工作的顺利进行。

（一）急诊患者的心理护理

心理护理可与抢救处理同时进行，边观察病情，边了解患者的心理状态，进行恰如其分的心理护理；边实施操作，边说明操作目的，以达到安慰患者、取得其对医疗护理合作的目的。在实施抢救中，要温柔果断、轻言细语、忙而不乱，以护士的镇定感染患者，使患者在精神上得到支持并增强战胜疾病的信心。

1. **急诊护士要有爱心**　急诊护士要时刻站在患者的角度思考，与患者进行心理换

位，要深切地体会到患者的痛苦。例如，在面对患者的愤怒、烦躁、误解时，护士不厌烦、不急慢、不嫌脏、不怕麻烦；在面对患者的疼痛不安、沉默、淡漠、失眠时，护士应表示理解和同情，并给予相应的身体护理和心理护理，如保暖、饮水、眼神及体位姿势的交流；如握住患者的手，按摩患者疼痛不适的部位，为患者擦汗，使患者感到安全、温暖。

尤其对自杀未遂者不能讥笑嘲讽或训斥，要动员家庭及社会给患者以心理支持，倾听患者诉说并加以疏导，但切勿随意散播。

2. 急诊护士要有耐心 急诊护士要细心观察患者的需要，耐心解释并一一满足患者的生理、心理需求。例如对危重患者，抢救时语调要轻，沉稳详细。护士既要安慰患者不要紧张，让患者有安全感，消除紧张情绪；对药物中毒患者护士要向患者说明过量服用该药物的毒害，解释洗胃的目的及方法步骤，如果与护士密切配合进行操作，则十分简单、容易，能够在短时间内顺利完成。如患者仍不合作，必要时要进行强制洗胃，但在洗胃过程中也要时时安慰患者，操作完毕后，可同患者家属一道为患者做思想工作，使患者打消再次服药的可能；对癔症患者，并不需要抢救，但是患者所表现出来的症状却十分严重，虽然护士对这种疾病的治疗转归非常熟悉，但患者对疾病的认识不足。这时护士应积极地为患者治疗的同时，安慰患者、嘱咐患者深吸气、放松，还要向患者解释疾病的治疗及护理方法，让家属不要打扰患者，不要提及与诱发疾病相关的人或事情使得患者的症状能够及时缓解，以达到治疗的目的；对酒精中毒患者，饮酒后的患者自控能力差，缺乏理智，自我意识增强。护士要有极强的耐心和忍耐能力，患者往往不配合治疗，家属常提出一些不切实际的要求，护士要婉转地给予回答，对于一些与疾病无关的问题可以不予回答，回答问话要简单明确。

（二）危重患者的心理特点与护理

临床上大多数危重患者因气管切开或气管插管应用呼吸机等，使语言交流受到阻碍；患者不能用言语交流，不等于患者就没有需求。患者发病初期可能感到恐惧，继而恐惧变成焦虑，随着治疗护理时间延长，焦虑可能变成抑郁和无助感。因此，危重患者最大的心理需要便是安全感的满足，需要护士以爱心与耐心，支持患者对治疗的信心。

护士要用多种方法了解患者，如可通过书写交流，通过观察患者的表情和凝视的方向及各种手势理解患者的需要，并作出相应的回答，使其安心。同时，在实施各种护理行为之前，应将操作方法和目的向患者说明，以取得患者的信任和合作。

1. 劝导家属不在患者面前表现出焦虑、紧张情绪，不要把不愉快的家庭琐事或是复杂问题讲给患者听，以免影响患者情绪。指导家属生活护理技术，如饮食调配等，使之能配合医护，促进治疗护理顺利实施。

2. 丧亲家属的心理护理。对于家属的情绪反应和过激言语，护士应以同情和爱心给予理解、容忍和安慰，尽量满足其要求。尤其对突发意外伤害事故致死的患者适当延长复苏时间。对情绪失控、不能面对现实的家属，护士应劝说安慰其离开现场；对发生昏厥的家属予以抢救。

3. 本着人道主义精神，为了安慰亲友，减轻对亲友的心理打击，护士应严肃认真地做好善后工作尸体料理。对肢体畸形予以矫正包扎，脱出的器官组织予以回纳，清洗身体的血迹污秽，尽力使遗体完整、清洁、易于鉴别。

第三节 急诊科的管理

一、急诊科的管理制度

（一）急诊抢救室制度

1. 急诊抢救室是抢救危重患者的场所，设备应齐全，制度应严格，做到能随时投入抢救工作。抢救中，各有关科室必须积极配合。患者需转入病房时，应及时收入，严禁推脱。急诊抢救室有呼救权和转诊权。

2. 各类仪器保证性能良好，随时备用。急救室物品一律不准外借，值班护士每班交接，并有记录。

3. 参加抢救的医护人员要严肃认真，动作迅速而准确。抢救过程中的指挥者应为在场工作人员中职务最高者；医师、护士在场时应以医师指挥为主。各级人员必须听从指挥，既要明确分工，又要密切协作。指挥者应负指挥之责。

4. 抢救工作中遇有诊断、治疗、技术操作等方面困难时，应及时请示上级医师，迅速予以解决。一切抢救工作应做好记录，要求准确、清晰、扼要、完整，并且必须注明执行时间。

5. 医护密切配合，共同完成所担负的任务。口头医嘱要求准确、清楚，尤其是药物的使用，如药名、剂量、给药途径与时间等。护士在执行口头医嘱前要求复述一遍，避免有误，并及时记录于病历上，事后由医师补写医嘱及补开处方。

6. 各种急救药物的安瓿、输液空瓶、输血空瓶等均应集中放在一起，以便统计与查对，避免医疗差错。

7. 遇有大批需抢救的患者同时就诊时，应立即报科主任及院领导，以便及时组织抢救。

8. 患者经抢救后，应根据情况留在监护室或观察室进一步处理，待病情稳定后送有关科室继续治疗。护送患者前应电话通知接收单位。

9. 病情危重的患者在离开急诊科前，经管医师或当班护士要通知病房做好接收及抢救准备后再行转送。急诊科可根据患者的具体情况派医师或护士携带氧气袋等抢救仪器将病情危重的患者护送至病房，护送人员将患者送达病房后，必须与病房医护人员交代完病情后，方可离开。

10. 急救室除工作人员外，一切非工作人员未经许可禁止入内。急救室物品使用后要及时清理、补充，保持整齐清洁。

11. 对已住院治疗的急救患者要定期追踪随访，不断总结抢救经验。

（二）急诊留观制度

1. 留观对象
（1）病情需要住院，但无床位且一时不能转出，病情允许留观者。
（2）不能立即确诊，离院后病情有可能突然变化者。
（3）某些病症如高热、哮喘、腹痛、高血压等经治疗病情尚未稳定者。
（4）其他特殊情况需要留观者。但传染病、精神病患者不予留观。

2. 需收住观察室的患者，由接诊医师通知观察室护士和医师。对危重患者，接诊医师应当面向观察室护士和医师详细交代病情。

3. 留观患者必须建立病历，负责观察室的医师应及时查看患者，下达医嘱，及时记录病情变化及处理经过。

4. 值班护士应及时巡视病房，按医嘱进行诊疗护理并及时记录，患者病情变化时随时向值班医师报告。

5. 患者在急诊抢救室留观一般不应超过24小时，在急诊留观室一般不得超过72小时，最多5天，特殊情况例外。

6. 急危重患者待病情基本稳定后，一旦诊断明确，应及时收入相关科室住院治疗，值班医师或负责观察室的医师应及时向危重患者的家属交代病情，取得家属的理解，必要时需请家属签字。

7. 值班医师或负责观察室的医师、护士下班前应巡视患者，尽可能做到床头交班，并写好交班记录。

8. 对可以离院的患者，各级医护人员应及时动员其离院，并开好诊断证明、处方，详细交代注意事项。

9. 转途中的注意事项或可能发生的意外应由主管医师向患者或其家属交代清楚，必要时由患者家属签字同意转送病房。

（三）急诊监护室制度

1. 监护室是抢救并监护危重患者的场所，室内需要保持清洁、肃静，非有关人员未经批准不得入内。

2. 监护室的急救仪器、监护设备要按操作规程使用。操作前要熟悉仪器性能和注意事项，用后要整理并放回原处，关掉电源。

3. 贵重仪器要建立使用登记卡，遇有故障速报护士长及科主任，并通知专业人员检修。

4. 严格按医嘱对危重患者执行监护。监护过程中，认真详细填写监护记录，发现病情变化及时报告医师。

5. 监护人员在工作时，必须集中精力，不得擅离职守，如需暂时离开必须有人替换。

（四）出诊抢救制度

1. 凡接到所承担区域内呼救信号时，应由急诊科派出救护车奔赴现场抢救。
2. 抢救车内应配备急救箱、必要的抢救仪器，有条件者应配备心电监护等装置。出诊医师、护士、担架员随车出诊。
3. 根据患者情况就地抢救或运送途中抢救。

（五）救护车使用制度

1. 救护车专供抢救运送患者使用，不得调作他用。
2. 司机要轮流值班。救护车一般由医务部或急诊科调度。
3. 救护车平时停放于急诊科附近，做好检修保养和必要的消毒工作，保证及时使用。
4. 要建立车辆出车登记制度，每次出车均应将出车地点、开车时间、到达时间、到院时间、公里数、耗油等登记清楚。
5. 救护车外出救护应按标准收费。

二、急诊科的人员管理

急诊科是医院医疗前沿和接诊患者的重要窗口之一，急诊科医务人员必须具有高度的责任感和事业心，主动热情、及时迅速、准确无误地处理每一个急诊患者。

（一）急诊护士的管理

> **知识链接**
>
> **急诊护理人员的编制**
>
> 国内医院急诊科护理人员编制按床位与医师之比为 1∶0.3；床位与护士之比为 1∶0.6；监护床位与护士之比为 1∶3～1∶4。

1. 急诊科护士的要求

（1）护士着装符合要求，仪表端庄。对患者热情、礼貌、耐心。建立良好的护患关系，有责任心、有爱心，对患者服务周到。

（2）严格执行岗位责任制，医、护、工分工明确，各班工作有标准、有要求，各司其职。按要求检查，按质量标准严格考核。

（3）急诊科各级护理人员要熟练掌握各项护理技术及操作规程。熟悉专科疾病诊疗原则及护理常规，定期组织学习及考试。

（4）认真督促护理人员，严格执行各项规章制度，防止差错事故及院内感染的发生。

（5）急诊患者的检查标本应及时迅速处理，及时送检，送检项目应及时查看结果并及时记载、处理。

2. 急诊护士的角色

（1）**执行者**　急诊护士的首要职责是为患者实施救护措施，所以最根本的角色是医疗及护理措施的实施者、执行者。

（2）**观察者**　急诊患者因病情复杂、多变，不论是预诊、分诊、留观还是抢救、转送，护士都是专业的观察员，时刻注意病情的动态变化，为医师诊断治疗及护士的护理提供临床资料与依据。

（3）**照顾者**　护士作为人类健康的守护神，主要是满足患者日常生活的基本需求，急诊护士也不例外，临床上除帮助患者保持舒适、清洁、安全，为患者创造有利于康复的休息、治疗环境，还从生理、心理、安全、自尊、社交等方面满足患者的需求，为患者提供优质的护理服务是护士作为照顾者这一角色的体现。

（4）**维权者**　由于对患者的每一项侵入性的技术操作都直接关系到患者的生命安危，特别是急救护士，常会面临家属不在场而患者无意识的情况，因此，必须保护患者的合法权益。维护患者合法权益体现在：对患者的生命安全高度负责，准确及时执行医嘱，认真细致观察病情，为患者的正确诊断、治疗提供准确的第一手资料，为患者创造一个安全的环境，保证患者安全治疗、休养、康复。

（5）**教育者**　多数患者对所患疾病的知识知之甚少。因时，最需要护士为他们提供帮助，说明病情的严重程度，告知即将采取的救治措施及康复期的教育等。护士平时与患者接触最多，而患者得到相关信息和指导的愿望最迫切，这就要求护士帮助患者了解其生理过程和疾病知识，鼓励患者参与配合治疗与护理。同时，医护人员应运用所掌握的自然科学、社会科学、人文科学等方面的知识向患者、健康人宣教，解释各种检查、治疗程序，疾病发生的有关知识，饮食、运动、康复的常识或资料，提供信息，以提高全社会的健康水平服务。

（6）**研究者**　随着科学技术的发展，全球出现向以知识化、网络化、国际化为特征的现代化转变，急救护理的发展更是面临多元挑战。环境、社会的影响，使疾病谱不断变化，需要更深更广的知识、技术来解决。急救护理也因此需要不断研究创新，适应社会需求，每一位从事急救护理工作的人员都有责任在工作中不断研究、总结、提高，以提升急救护理素质，促进急救护理学不断向前发展。

3. 急诊科护理工作质量要求　急诊科要建立各项完整的护理规章制度和各级护理人员的岗位职责，制订预防和控制医院感染的措施。要求常规物品消毒合格率为100%。急救物品准备完好率为100%，是护理工作达到科学化、规范化、制度化的要求。具体质量要求如下：

（1）强调"以患者为中心"的服务态度，急患者之所急。

（2）强调危重患者的抢救成功率，可依据医院的医疗护理技术水平拟定常见急诊病种的抢救成功指标。

（3）强调严格查对制度执行口头医嘱时，护士要复述一遍，准备的药品经2人核对后方可使用。抢救过程中所用药品的安瓿等均应保留以便抢救后核对统计。

（4）强调分诊迅速准确，分诊准确率应>95%，抢救分诊率应为100%，并应认真登记统计，遇有传染患者应立即通报、隔离。

（5）强调抢救工作的组织性要求，抢救时做到人在其位，各尽其责。同时在特殊情况下，可通过对讲装置立即组织人员协助抢救，做到组织严密，井然有序，忙而不乱。

（6）强调时间效率，时间就是生命，一切工作围绕时效原则展开，如院前抢救的出诊时间、医护人员的接诊时间、值班护士通知医师的时间、抢救开始时间、进行治疗处理时间、留观后确诊时间、转入院时间及患者死亡时间等。时间是评价急诊科工作效率、医护工作质量和管理水平的重要指标之一。

（7）强调记录完整，作为急诊医疗、护理、教学、科研的宝贵资料，急诊科的各种记录是检查急救工作、总结经验，同时也是涉及法律纠纷问题时的依据。各种抢救工作记录应清楚完整、及时、真实、准确、简练，不可删改，医师护士均应签全名。

（8）强调设备、仪器及药品适用够用。

（9）强调严格消毒隔离，防止交叉感染。

4. 急救护理中护士的法律责任　急诊科护士常常会接触到各种意外伤害事故。斗殴致伤、交通事故、自杀、他杀、吸毒过量等随着患者进入医院，当事双方的矛盾也容易随之转移到医护人员身上。所以护士在整个护理过程中，应有法律意识、更要加强自我保护意识，谨言慎行；同时要有高度责任心、良好的职业道德，严格遵守规章制度、操作规程，严防忙中出错。

潜在的法律问题主要有：

（1）**因责任心而导致的侵犯患者权益与犯罪问题**　急诊护士从接诊患者开始就要有急诊意识和高度责任心，意识到这是突发的紧急事件，需要密切观察和迅速行动；漫不经心或疏忽大意轻则导致侵犯患者权益，重则酿成犯罪。比如，护士因疏忽大意，给未行青霉素过敏试验的患者注射了青霉素，如该患者对青霉素不发生过敏反应，该护士的行为中构成护理过错；但若是患者因过敏性休克而死亡，则护士行为构成渎职罪。

（2）**对于不同急危重患者所涉及的法律问题**　①无论其是否能够偿付医疗费用，医护人员应实行人道主义精神，急诊护士有配合医师为其提供紧急救治措施的义务，不得拒绝急救处置；②重危患者转送入院或进行辅助检查时，应有医护人员在场；③严重工伤、重大交通事故以及必须全力抢救的情况；紧急抢救或手术而患者单位领导或亲属不在；收治涉及政治或法律问题的患者，或医护人员对其死因有怀疑者应立即通知医院总值班及公安部门，在积极救治同时，应提高警惕、遇干扰治疗及护理者，不宜激怒，应平静应对，同时通知医院保卫科寻求保护或拨打"110"，保护自身安全；④应将服毒患者的呕吐物、排泄物留下送毒物鉴定；⑤若是昏迷患者，需与陪送者共同检查其财物，有家属在场时应交给家属（要有第三者在场），如无家属，由值班护士代为保管，但同时有两人签写的财物清单；⑥涉及法律问题的伤病患者在留观期间，应有家属或公安人员陪守。

（3）**执行医嘱过程中的法律问题**　①执行医嘱的合法性：医嘱是医师所给出的对患者施行诊断和治疗的依据，具有法律效应。一般情况下，护士对医嘱应该遵照执行，随意签改医嘱、无故不执行医嘱是违法行为。但在另一种情况下，即护士发现医嘱有明显的错误，则护士有权拒绝执行医嘱。而若是在护士提出明确申辩后，医师仍执意强制护士执行其医嘱，则护士对此造成的一切不良后果不负任何法律责任。相反，护士如知道医嘱可能造成对患者的损害却仍遵照执行，若造成严重后果，将共同承担由此所引起的法律责任。例如：医师开出"10%氯化钾 10ml 静脉推注"的错误医嘱，而护士未加拒绝，机械地执行了，结果导致患者死亡，该护士对此后果也负有不可推卸的责任，因为"10%氯化钾禁忌静脉推注"是护士应具备的知识。故护士不仅要有良好的职业道德，还要有过硬的专业知识，护士有责任应用自己掌握的理论知识把好患者治疗的最后一关。②执行医嘱的准确性：急诊科常常面临争分夺秒的抢救，紧急情况下来不及书写医嘱，因此口头医嘱在急诊科是很常见的医嘱形式。护士一定要注意"三清一复核"，即听清、问清、看清，并与医师核对药物名称、剂量、浓度、用法，谨防忙中出错。各种急救药品的安瓿、输液空瓶或空袋子、输血空袋用完后要集中放在一起，以便核对和计数。

（4）**护理记录的法律问题**　要重视护理记录的书写。急诊护理病历要简明扼要、重点突出、清晰准确。对患者姓名、性别、年龄、职业、工作单位、地址、电话号码要填写完整，对到院时间、接诊时间、护理评估都要进行记录，尤其对生命体征记录应写明具体数据。抢救、患者离院或死亡时间也应记录无误，并应与医师病历一致。对抢救当时来不及记录者，允许在 4 小时内如实追记。因急诊科常遇到与法律有关的问题，故病历要注意保管，切勿遗失或涂毁。

（5）**护生的法律问题**　护生指正在学习护理专业的学生。依据法律的规定，护生只能在执业护士的监督和指导下，按照严格的护理操作规程实施护理，否则她的工作被认为是侵权行为。在护士的监督下，护生如发生护理差错事故，除本人负责外，带教护士要负法律责任；所以护理教师应认真严格带教，护生应虚心踏实学习，防止发生差错事故。护生如离开了护士的指导而独立操作造成了患者的伤害，护生应负法律责任。故护生在进入临床实习前，要明确自己的法定职责范围，认真按照护理法规实习。

三、急诊科的仪器、设备和药品的管理

急诊科是抢救危重患者的重要场所，急救设备性能状态的好坏以及取用是否方便直接影响到抢救水平的发挥，甚至影响到危重患者抢救的成功率。因此在急救设备的管理上以保证性能完好，取用方便快捷为管理核心，加大管理力度，通过以下几个方面来实现科学管理，从而保证急救设备处于良好的备用状态。

（一）仪器及设备管理

1. 常用设备双配制度。

2. 以最小抢救半径为原则，根据设备利用率的高低，对急救设备实行分区域定位放置，合理放置急救设备。

3. 建立设备技术档案，定专人管理维护，定时消毒。

4. 建立设备操作管理卡，急诊科的急救器材、设备和药品等一律不得外借，特殊情况须征得主管院长的签字同意。

5. 建立急救设备故障报告制度，发生故障设备及时维修或补足。

6. 各种抢救器材、设备应当定人、定位、定量保管、定期消毒，配备齐全，每日检查，使之处于齐备和功能完好的状态。

（二）药品管理

> **知识链接**
>
> **常用抢救药品**
>
> 心血管系统用药：肾上腺素、异丙肾上腺素、阿托品、利多卡因、酚妥拉明、多巴胺、多巴酚丁胺、毒毛花苷K等。
>
> 呼吸系统用药：氨茶碱、尼克刹米、山梗菜碱等。
>
> 镇静、镇痛药：地西泮、苯巴比妥、盐酸哌替啶等。
>
> 其他类：呋塞米、氢化可的松、地塞米松、解磷定、贝美格、退热药等。

急诊科备用的急救药品要齐全，主要包括中枢神经兴奋剂、升压药、降压药、强心药、利尿剂脱水剂、抗心律失常药、解痉药、镇静药、止痛药、解热药、止血药、解毒药、止咳平喘药、激素类药、局部麻醉药、纠正水电解质酸碱失衡药及常用的液体如葡萄糖液与平衡盐液。各种药品应标签清楚，分类定位放置，定人管理，定期清查，及时补充；毒、麻药品应加锁保管，并及时交班。

第四节 常见症状的分诊

一、确定急诊范围

急诊患者可分为两大类：一类是一般急诊患者，主要对发热、疼痛、腹泻、呕吐、眩晕、哮喘、鼻出血等的处理，占急诊患者的大多数；另一类是急诊危重患者，必须进行抢救者。重点是急诊危重患者。因此，就诊范围内容各地各医院情况不一，可根据实际情况作出详细规定，其目的是保证凡符合范围的急诊患者能得到紧急处理。但必须包括以下情况：

（一）内科

1. 呼吸、心搏骤停。

2. 各种危象。
3. 急性心力衰竭、心肌梗死、心绞痛、严重心律失常。
4. 急性发热，腋温在38℃以上或中暑。
5. 急性呼吸困难、发绀、窒息。
6. 急性内出血，如大咯血、呕血、便血等。
7. 急性炎症，如重症肺炎、急性胰腺炎、急性脑膜炎等。
8. 昏迷、晕厥、抽搐、癫痫发作、休克。
9. 脑血管意外，高血压脑病。
10. 各种中毒，如食物中毒、药物中毒、气体中毒等。
11. 重症血液病。

（二）外科

1. 急腹症。
2. 各种创伤，如脑、胸、腹、四肢等部位的切割伤、刺伤、撕裂伤、烧伤以及新鲜骨折、扭伤、动物咬伤等。
3. 急性感染，如败血症、手指或脚趾感染、急性乳腺炎。
4. 急性泌尿系统疾病，如急性尿潴留、血尿。

（三）妇产科

1. 阴道流血。流产、功能性子宫出血、产前大出血、宫颈癌大出血、前置胎盘、葡萄胎等。
2. 急性腹痛。异位妊娠、卵巢囊肿蒂扭转、黄体破裂、子宫破裂等。
3. 急性损伤。外阴及阴道损伤、子宫穿孔等。
4. 急性发热。产褥感染、急性附件炎等。
5. 急产、难产、早期破水、脐带脱垂等。

（四）儿科

除参照内科外，尚有以下情况：
1. 急性呕吐、腹泻伴脱水。
2. 突发剧烈腹痛。
3. 新生儿体温不升。

（五）五官科

1. 外伤。如眼的擦伤、挫伤、烧伤，口腔颌面部外伤，下颌关节脱臼等。
2. 急性炎症。
3. 出血。如大量鼻出血、眼内出血。
4. 误入异物。

5. 皮肤科急性皮炎、荨麻疹、带状疱疹、蜂蜇、急性过敏性疾病。

（六）其他

自缢、淹溺、电击伤、烈性传染病可疑者。

二、评估病情

分诊护士根据患者的资料，估计病情的轻重缓急，安排就诊次序，使患者得到及时有效的救治。一般在分诊时可根据病情分为Ⅳ级。

Ⅰ级：有生命危险，必须立即紧急救治。如心跳、呼吸骤停，剧烈胸痛，持续严重心律失常，严重呼吸困难，重度创伤，大出血，急性中毒，严重复合伤等。

Ⅱ级：有潜在性威胁生命的可能。如心、脑血管意外，严重骨折，腹痛持续 36 小时以上，突发剧烈的头痛，开放性创伤，儿童高热等。

Ⅲ级：急性症状持续不缓解的患者。如高热、寒战、呕吐、闭合性骨折等。

Ⅳ级：慢性病症急性发作患者。如哮喘、创面感染、轻度变态反应等。

急诊患者病情变化多，有时只在一瞬间。因此，分诊护士必须时刻警惕，即使患者刚来院时病情并不很严重，也必须尽早安排患者得到有效救治。

同步测试题

一、名词解释

1. 急诊科
2. 急诊绿色通道

二、填空题

一般在分诊时可根据病情分为Ⅳ级：_____、_____、_____、_____。

三、简答题

1. 急诊科护理工作流程是什么？
2. 简述急诊科护士职责。
3. 如何对急诊科的抢救设备、仪器及药品进行管理？
4. 急诊科护士怎样避免执行医嘱过程中的法律问题？

护考链接

1. 分诊护士根据患者的资料，估计病情的轻重缓急，安排就诊次序，下列哪些属于有生命危险，必须立即紧急救治的Ⅰ级患者

A. 上呼吸道感染　　　B. 慢性胃炎　　　C. 重度创伤
　　　D. 贫血　　　　　　　E. 消化性溃疡
2. 下列哪些属于有潜在性威胁生命的可能Ⅱ级患者
　　　A. 脑血管意外　　　　B. 开放性创伤　　C. 严重骨折
　　　D. 突发剧烈的头痛　　E. 以上都是
3. 作为一个急诊护士除了要加强三基的训练外，还要具备哪些良好的心理素质
　　　A. 敏捷的思维能力　　B. 深切的同情心　　C. 敏锐的观察力
　　　D. 坚强的毅力　　　　E. 以上都是

第四章 重症监护

知识要点

1. 了解 ICU 的工作制度。
2. 熟悉 ICU 的管理及感染控制，中枢神经系统、肾功能、消化及血液功能监护。
3. 掌握 ICU 的设置、护理文件、收治程序与对象、监护内容，体温、循环、呼吸功能监护。

重症监护病房（intensive care unit，ICU），是应用现代医学理论，利用高科技现代化医疗设备和最前沿的医疗技术手段，对危重患者进行严密监测，及时发现病情变化并给予治疗和护理的集中医疗单位。ICU 的建立已成为医院设施完善和发展的需要，成为完善急诊医疗服务体系（EMSS）的重要组成部分，可反映医院的综合救治水平。ICU 最大的特点是三个集中：即危重患者集中，有救治经验的医务人员集中，先进的监测和治疗设备集中。

知识链接

ICU 的形成

ICU 的历史可追溯到南丁格尔时代，19 世纪中叶现代护理的创始人南丁格尔就提倡尽可能把需要紧急救治的患者集中安置在靠近护理站的地方，提出把手术后的患者集中在靠近手术室的病房内，待患者恢复后再送回病室，还为失血、休克等危重外科患者开辟单独的房间加强护理，即现代 ICU 的雏形。20 世纪 40 年代相继建立了麻醉恢复室和创伤复苏室，孕育了建立 ICU 的最初设想。50 年代初，丹麦首都脊髓灰质炎大流行，出现大批因呼吸肌麻痹导致呼吸衰竭的患者，机械通气在抢救呼吸衰竭患者中发挥了重要的作用。与此同时，心电和循环监测技术也不断完善，60 年代末，SWAN-GANZ 医师成功研制了肺动脉导管，并将其应用于血流动力学的监测，为危重患者监测和治疗专业化提供了坚实的物质基础，逐步建立了集现代危重医学理论和拥有现代治疗以及监测手段的重症监护病房（ICU）。

第一节 重症监护病房的组织与管理

一、ICU 的设置

(一) ICU 的模式

ICU 模式主要根据医院的规模、条件及任务进行设置。ICU 可分为以下三种模式。

1. 综合 ICU 是独立的临床业务科室,由医院直接管理,收治医院各科室的危重患者,如急诊监护病房 (EICU)。综合 ICU 抢救水平代表全院最高水平。规模较大的医院,除了设置综合 ICU 以外,还应设置专科 ICU。

2. 专科 ICU 是专门为救治某个专科危重患者而设立的,如心内科 ICU (CCU)、呼吸内科 ICU (RICU)、神经外科 ICU (NSICU)、烧伤 ICU (BICU)、儿科 ICU (PICU)、新生儿 ICU (NICU) 等,其不足是只能接受本专业危重患者的救治。

3. 部分综合 ICU 介于专科 ICU 和综合 ICU 之间,是由医院内较大的一级临床科室组成的 ICU,如内科 ICU (MICU)、外科 ICU (SICU)、麻醉 ICU 等。

(二) ICU 的规模

1. ICU 设计

(1) ICU 的位置 应设在全院的中心地带,布局要合理,设有醒目的警示牌,一是接近患者来源较多的科室,常靠近急诊室、手术室和病房。二是与常联系的科室相邻,如检验科、血库、放射科,以方便患者的抢救和转运。专科 ICU 一般设在专科病房之间(图 4-1)。

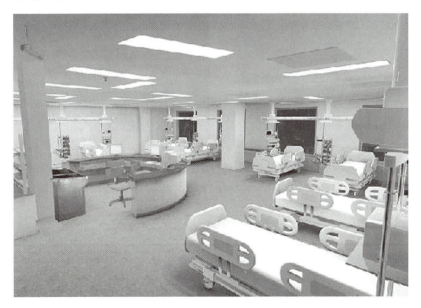

图 4-1 ICU

(2) ICU 的床位　应根据患者的来源，一般综合医院 ICU 占全院总床位数的 1% ~ 2%，以 8~12 张床为宜。专科 ICU 的床位数占专科病房床位数的 10% ~ 20%，以 4~8 张床为宜。ICU 平均每张病床占地面积约为 $20m^2$，单间病房则需要 $20 ~ 30m^2$。室内应有空调、照明系统和监护设施、换气机及中央管道系统。

(3) ICU 的室温　要求保持在 20℃ ~ 22℃，湿度以 50% ~ 60% 为佳，通风良好。

(4) 其他要求　病房内设有护士站，原则上应设在所有病床的中间，备有各种病历表格等。应有缓冲间、更衣间及消毒设施，除此之外，还应有办公室、值班室、仪器室、高级的中央监护平台、家属招待室、清洁间和污物处置室以及休息室等。

2. 人员组成

(1) 医师　一般综合性 ICU 要求医师数量与床位的比例为（1.5~2）:1，另外还应设主任或副主任医师 1~2 名，主治医师 2~3 名，住院医师 5~7 名。

(2) 护士　护士数与床位数比例为（3~4）:1。

(3) 技师　ICU 内拥有大量操作复杂的仪器，应配备 1 名技师，其主要任务是确保各种仪器的正常使用。

(4) 其他人员　仪器的保养、维修和清洁人员。

3. 中心监护站的设置　在所有病床的中心地区，以稍高出平面、能直接观察到所有病床的扇形设计为最佳，内设中心监护仪及各种护理仪器，电子计算机等设备，患者之间分隔应采用移动式玻璃拉门以便于病情观察和出入。

4. ICU 的设备　必需的基本设备有呼吸机（图 4-2）、心电监护仪、除颤仪（图 4-3）、临时心脏起搏器、血液净化装置，利用这些设备即可开展初期的生命监测和支持（表 4-1）。

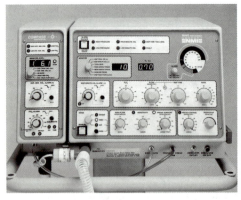

图 4-2　呼吸机

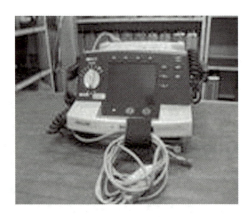

图 4-3　除颤仪

表 4-1　ICU 设备

分类	设备种类
基本设备	病床以易于推动且有多种卧位功能为好。床头应配有中心氧源、负压吸引、照明系统、轨道式输液架、应急灯、空气净化装置等

续表

分类	设备种类
抢救设备	多功能呼吸机、除颤器、复苏器械、简易人工呼吸器、直接咽喉镜与气管插管、输液泵与微量注射泵、主动脉内气囊反搏器、血液透析机、腹膜透析装置各种急救包（气管切开包、静脉切开包等）
监护设备	每张床必须配备床边多功能监护仪、血氧饱和度监测仪、心电图记录仪、中央监护网络系统、中心静脉压监护装置、脉搏和血氧饱和度监测仪、直接动脉压监测装置、颅内压监测装置与脑室引流装置、漂浮肺动脉导管、血气分析仪、心电图机
其他辅助设备	升降温机、降温帽、防压疮气垫、紫外线照射推车、病床制动器、电暖气等
影像学设备	床边X光机、超声设备

5. ICU 的急救药品 心血管系统用药、呼吸系统用药、中枢神经系统用药、利尿药和脱水药、促凝血药、抗凝药、碱性药物、抗变态反应药、麻醉药物、特殊解毒药等。

二、ICU 的管理及感染控制

（一）ICU 的管理

1. ICU 实行院长领导下的科主任负责制，由科主任负责全面工作，定期查房组织会诊和主持抢救任务。

2. 护士长主管护理工作，监督护理工作的完成情况和检查规章制度的执行情况。

3. 护士是 ICU 的主体，承担着监测、护理、治疗等任务。

（二）人员的管理

1. 基本要求 ICU 危重症患者多，随时可能发生危及生命的变化，因此，ICU 的护士应经过严格的筛选和训练并轮转实习，然后再进行 ICU 专业监护技术培训 3~6 个月，经考试合格后，方可上岗。

2. 素质要求

（1）思想素质 有不怕苦、不怕累的奉献精神；爱岗敬业，有顽强的意志和品质、高度的责任心和无私奉献的救死扶伤精神及良好的团结协作精神。

（2）业务素质 必须具备扎实的医学基础理论知识和丰富的临床经验。要熟练掌握各种护理技术及现代化的监测设备等操作技能。在紧急情况下，需与医师密切配合，准确进行心肺复苏术及气管内插管，熟练应用除颤仪、人工呼吸机及心电监护仪等急救设备，完成抢救任务。

（3）心理素质 具有勤于思考、善于分析问题和解决问题以及工作细致耐心的品质，从容应对紧张和复杂的情况。

（4）身体素质 具有健康的身体，能适应紧张、高强度的工作需要。

3. 病房管理

（1）探视制度。严格探视制度。通常情况下，入住ICU的患者无需家属陪护，留下联系方法，在休息室静候。患者家属进入ICU需穿隔离服和隔离鞋，探视时间不能超过10分钟。

（2）消毒物品和污染物品应分别放置。

（3）病房入口安装层流装置 病房内安装空气净化设置，保证空气流通。

（4）严格环境消毒。地面以含有效氯1000mg/L的消毒液擦拭，每日4次，每周彻底清洁室内卫生，每日开窗通风时间不少于2小时，患者转科或出院后按要求彻底终末消毒。

（5）定期进行微生物监测。每月做细菌培养1次，ICU中物体表面的细菌菌落应≤5cfu/m^2，空气中的细菌菌落应≤200cfu/m^3。

4. 设备管理　ICU设备管理原则是保证抢救设备处于应急状态，制订各种仪器设备的使用和管理制度。设备管理要求：①设专人负责，一般不得外借，每班均要进行交接和记录；②掌握仪器的操作、消毒及保养知识；③定期检查和维修；④ICU抢救器械和药品应做到四定：定人员、定位置、定数量、定品种；五防：防潮、防热、防腐蚀、防震、防火。

5. ICU药品的管理　ICU内应建立药品的分类与数量及药品领取的专人保管制度。药品应放在易取之处，以免延误抢救时间。

（三）ICU的感染控制

ICU内建立严格的消毒管理制度、感染监测制度（如物品、环境、空气消毒及微生物监测制度），避免交叉感染。

1. ICU感染常见的原因　①患者病情重，病种复杂，感染的患者相对较为集中；②患者机体免疫力降低，易感性增强；③侵入性操作技术大量用于诊断和治疗；④抗生素应用不合理；⑤医疗器械消毒与灭菌不彻底；⑥室内环境污染与无菌技术操作不严格。

2. ICU感染的控制与预防　ICU患者病情危重，抵抗力和保护能力均较差，随时有发生感染的危险。为了减少ICU感染的发生，需做好消毒、隔离、净化，对媒介因素、易感人群等采取相应的控制措施。主要控制与预防工作包括以下几个方面：

（1）**严格更衣**　进入ICU必须穿工作服，戴工作帽，换工作鞋，外出时换外出工作服及工作鞋。每做一项检查，护理或治疗均要认真洗手。

（2）**限制人员出入**　严格控制人员流动，除ICU专职人员外，尽可能地减少其他人员在ICU内流动。

（3）**ICU工作人员应具有较强的预防感染的意识**　严格遵守操作规程，掌握感染控制知识。

（4）**保持室内清洁**　室内墙壁、地面、桌面物品等用消毒液擦拭，定期消毒处理，并进行空气消毒，病房内每日2次紫外线消毒，室内物品表面用0.2%过氧乙酸溶液擦拭。加强对 ICU 患者的感染监测，对患者要适当采取隔离措施，合理防护，同时要加强基础护理。患者出院、转出、死亡后立即对床单位进行终末消毒。

(5) 严格消毒隔离　严格区分高、中、低危器械，认真消毒灭菌，严格执行无菌技术操作。操作前后均应洗手，以防交叉感染。

(6) ICU 中的医疗设备及用品应彻底消毒　呼吸机管道及湿化瓶、面罩、管道接头使用后用 0.2% 过氧乙酸溶液浸泡 30 分钟，治疗包、换药包、无菌治疗用品送供应室消毒，提倡使用一次性用品，防止交叉感染。

(7) 合理使用抗生素　严格掌握用药指征，感染性疾病根据细菌培养和药敏试验结果选用抗生素。

(8) 建立 ICU 院内感染监控和管理组织　定期检测消毒设备和环境，定期分析 ICU 感染的发生情况，落实各项消毒措施。

三、ICU 的规章制度

为了确保 ICU 工作高效运转，提高危重患者救护的成功率，ICU 应建立一整套严格的规章制度。包括 ICU 的工作制度、医护人员查房制度、交接班制度、业务学习制度、会诊制度、疑难和死亡病例讨论制度、抢救工作制度、仪器设备使用、管理与维护制度、消毒隔离制度，各项规章制度的制定应根据各医院的实际情况和 ICU 的功能而定，ICU 工作人员必须严格遵守，相互督促，认真做好本职工作。

四、ICU 的护理文件

(一) ICU 护理文件书写与管理要求

ICU 的护理文件主要包括交接班记录和监护记录表（图 4-4），管理要求如下：

心血管外科特护记录

_____手术后_____天　手术名称_____

升压扩张血管药物 μg/(kg·min)	强心利尿	其他药物	神志		循		环	
			意识	体温	心率	血压	CVP	
			瞳孔	末梢温	心律	平均压	LAP	

图 4-4　监护记录单

1. 及时 ICU 患者病情危重，监测项目繁多，护士应根据病情每 30 分钟记录 1 次，及时而连续地反映病情变化，为医师治疗提供重要依据。

2. 准确 监护记录要准确反映病情变化，不可随意做猜测性判断。

3. 简明扼要 选择最能反映病情变化的内容进行记录。

4. 完整 监护记录要求能完整地反映病情变化，在全面的基础上突出重点。如心脏手术后，患者的重点是血流动力学监测记录、血氧饱和度及呼吸机参数的调节记录。

（二）患者入院护理评估单

患者入院护理评估单同护理学基础。

> **知识链接**
>
> **基因治疗的首例突破**
>
> 1981 年华盛顿大学医学中心的医师 Kuaus 领导的研究小组正式推出急性和慢性健康评分系统（acute physiologic and chronic health evaluation, A-PACHE），1985 年修订成 APACHE-Ⅱ。该系统可对患者的预后和死亡风险进行预测，并根据预测评估所需的治疗和监测水平，有助于对医疗质量进行合理评估。
>
> APACHE-Ⅱ计分包括三项
>
> A 项：即急性生理参数评分项
>
> B 项：即年龄评分项
>
> C 项：即慢性健康状况评分

（三）危重患者的监护记录单

危重患者的监护记录单（表 4-2）。

表 4-2 APACHE-Ⅱ急性生理参数评分

生理参数	+4	+3	+2	+1	0	+1	+2	+3	+4
体温（℃）	≥41	39~40.9		38.5~38.9	36~38.4	34~35.9	32~33.6	30~31.9	≤29.9
心率（次/分）	≥180	140~179	110~139		70~109		55~69	40~54	≤39
呼吸（次/分）	≥50	35~49		25~34	12~24	10~11	6~9		≤5
血压（mmHg）	≥160	130~159		110~129	70~109		50~69		≤49
PaO_2（mmHg）					>70	61~70		55~60	<55
动脉 pH	≥7.7	7.6~7.69		7.5~7.59	7.33~7.49		7.25~7.32	7.15~7.24	<7.15
血清 Na^+（mmol/L）	≥180	160~179	155~159	150>154	130~149		120~129	111~119	≤110
血清 K^+（mmol/L）	≥7	6~6.9		5.5~5.9	3.5~5.4	3~3.4	2.5~2.9		<2.5

续表

生理参数	+4	+3	+2	+1	0	+1	+2	+3	+4
血清 Cr($\mu mol/L$)	>309.4	176.8~300.56			53.04~123.76		<53.04		
血清 HCO_3^-(mmol/L)	≥52	41~51.9		32~40.9	22~31.9		18~21.9	15~17.9	<15
白细胞($\times 10^9/L$)	≥40		20~39.9	15~19.9	3~14.9		1~2.9		<1
血细胞比容(%)	≥60		50~59.9	46~49.9	30~45.9		20~29.9		<20

1. 监护记录表的一般内容包括以下几项

（1）生命体征 ①意识；②瞳孔；③体温；④血压；⑤心率；⑥心律。

（2）呼吸机参数 通气量、呼吸频率、氧浓度、通气方式。

（3）血流动力学指标 肺动脉压、左心房压、右心房压、中心静脉压。

（4）实验室检查 包括血气分析指标如动脉血氧分压、pH、碱储备、动脉血二氧化碳分压、血氧饱和度、血糖、血钾、血钠等。

（5）其他 24小时液体出入量、用药情况、并发症等。

2. 记录特点

（1）可反映患者全身重要脏器功能状态的完整记录，如对各项监测指标的结果记录及用药情况的记录。

（2）有连续、动态反映病情的记录。一般记录的时间间隔为30分钟~1小时，应根据病情来决定观察和记录的重点内容和时间间隔。

（3）ICU的监护记录多以表格形式出现，这样可以减少护士书写护理记录的时间，使护士有更多的时间从事治疗护理工作。

（4）记录表格上要有反映呼吸机参数、呼吸功能监测指标及血流动力学指标。

第二节 重症监护病房的护理工作

一、ICU 的收治程序和对象

（一）ICU 的收治程序

1. 接诊要求 ICU患者大多来自急诊室、手术室或由其他科室转入，ICU护士要了解患者的基本病情及转科目的，做好相应的床单位和物品的准备。具体程序如下：

（1）用平车将患者送至床边，根据病情选择合适的卧位。

（2）需进行人工呼吸的患者应立即连接好呼吸机，及时清理呼吸道分泌物，保持呼吸道通畅。

(3) 根据病情需要连接各种监护仪。

(4) 迅速接通各种监测及输液管道，连接各种引流管并保持其通畅。

(5) 正确执行医嘱。

(6) 护理交接检查。①病情观察：ICU 病情复杂且变化快，护士必须根据患者病情和生命体征的动态变化，及时作出综合判断并详细记录，ICU 是对病情监测→认识→评估→判断→救治→再监测→再认识→再评估→再判断→再救治的过程，这是其他科室所不具有的特点；②监测生命体征：体温、脉搏、呼吸、血压、血氧饱和度和心电图等；③观察周围循环情况：皮肤的温度、颜色、湿度、有无皮肤破损、压疮等；④了解最后一次的检查结果：血糖、血气分析、电解质及血细胞分析等；⑤检查用药情况：输入液体的名称、种类、速度、浓度，输液是否通畅，并做好标志及记录。

(7) 基础监护。①连续心电监测：应用综合监护导联对患者进行持续的心电动态监测；②吸氧，遵医嘱调节氧流量；③通畅、固定各种管道：如尿管、引流管、胃管等；④采血标本，留取动、静脉血液及其他标本及时送检；⑤心理护理：对应用人工呼吸机等失去语言能力的患者，护士应采取多种方法了解患者的情况，包括观察患者的表情和各种手势等所表示的意图和要求，准确理解患者的需要并作出反应。在实施各项护理操作之前，应将其目的和操作方法向患者说明，以取得患者的配合，护士还必须经常与家属交流，将患者的病情、预后及其需要家属配合等问题向家属解释清楚，争取家属的合作。与清醒患者沟通，了解其心理状态，做好心理护理。

（二）收治对象

ICU 的收治对象原则是经过集中治疗和护理后有可能恢复的各类危重患者（图 4-5），即患者在 ICU 内可获得明显的治疗效果，并有望转危为安。

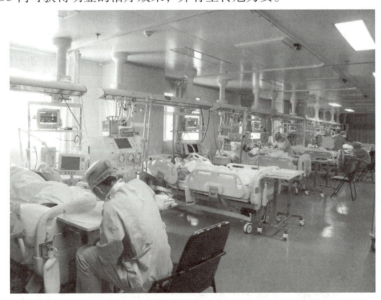

图 4-5 ICU 患者监护

ICU 收治范围包括急救中心及临床各科室的危重患者,即呼吸、循环等重要器官有严重功能不全或衰竭,随时可能有生命危险的患者。多数危重患者来自急救现场,急诊室或手术室。在 ICU 经加强监护后,度过危险阶段,一般入住 ICU 3~5 天,病情严重者 2~4 周再转入普通病房。但是,并不是所有的危险患者都为收治的适应证,无原则的扩大收治范围,意味着不能确保那些真正可以从 ICU 获益的危重患者的收治和救护(表 4-3)。

表 4-3 ICU 收治患者的适应证及非适应证

ICU 收治的适应证	非适应证
严重的创伤、多发性复合伤、MODS	脑死亡
心肺脑复苏术后需对其功能进行较长时间支持者	晚期恶性肿瘤
严重心律失常、急性心肌梗死、不稳定型心绞痛患者	急性传染病
各种器官功能衰竭者如急性心力衰竭、呼吸衰竭等	高位截瘫
各种术后危重症患者	因各种原因放弃治疗者
急性物理、化学因素所致的疾病,如中毒、触电、溺水、中暑、虫蛇咬伤	终末期疾病
严重的水、电解质、渗透压和酸碱失衡的患者	老龄自然死亡过程
器官移植术后及其他需要加强护理的患者	
各种类型的休克、感染、循环衰竭者	

(三)转出指征

患者在 ICU 内治疗的目的是使其能度过危重阶段,其主要生命脏器功能得到恢复或部分恢复,待患者生命体征稳定,各项监护指标无明显异常且已稳定 72 小时以上,应及时转入普通病房继续进行治疗。

二、ICU 的监护内容

临床监护内容主要包括体温监护、循环系统功能监护、呼吸系统功能监护、中枢神经系统功能监护、肾功能监护、消化系统功能监护、血液系统功能监护、输液监护。此外,还包括营养状态监护、免疫功能监护、内分泌及代谢功能监护等。

(一)监测分级

根据不同的病种和病情的严重程度,选择适宜的监测指标。常将 ICU 监测分为一级、二级、三级监测(表 4-4)。

表 4-4 ICU 监测分级

分级	适用指标	监测内容	监测项目
一级监测	生命体征平稳,已脱离危险的患者	常规监测(连续监测心电图、直接或间接动脉血压、2~4 小时测 CVP)	心电图、有创血压、脉搏、呼吸、体温、尿量、液体出入量
二级监测	具有一个脏器衰竭的指征,需进行受损脏器支持的治疗者	增加常规监测频度,对受损脏器功能监测	血流动力学监测、呼吸功能监测、肝肾脑功能监测
三级监测	两个以上脏器衰竭的患者(死亡率高)	全面监测	包括二级监测的内容,另外需每日测体重,动态观察病情如每小时尿量

（二）监护内容

心肺脑复苏实施初级生命支持后，高级生命支持常在ICU内进行。具体监护内容主要分为一般监护和加强监护。

1. 一般监护

（1）病情监测　一般监测项目有T、P、R、BP、瞳孔、意识、中心静脉压、皮肤、尿量、心电图、血气分析、电解质等，依据监护等级实施监测，分析原因，迅速作出相应处理。

（2）护理评估　对患者进行评估，迅速而全面地了解病情，作出初步的护理评估。

（3）保持体液平衡　应准确记录出入量并及时调整。

（4）营养支持　根据病情确定给予禁食、鼻饲及正常饮食，确保患者营养平衡。

（5）实验室检查　常规的实验室检查包括血、尿、便常规，肝、肾功能，血糖，电解质，凝血系统等检查。

（6）基础护理　保持病房空气清新，做好基础护理，协助患者翻身和活动四肢，做好皮肤护理、口腔护理、泌尿系统及眼睛的护理，防止并发症的发生。对已脱离危险、处于平稳阶段的患者，要尽可能使其生活符合日常生活的规律，有利于促进患者生活自理，顺利地脱离对药物和机器的依赖。

（7）管道护理　根据患者应用管道的原理、作用及病情给予相应的护理。

（8）心理护理　医护人员通过观察了解患者的需要，向患者解释每项监测的目的及作用，用真诚的护理行为给患者以心理安慰，消除患者的紧张情绪。

2. 加强监护

（1）体温　包括中心温度和皮肤温度的监测。

（2）循环系统　包括心电监护、血流动力学监测，为ICU内最为重要的监测手段。

（3）呼吸系统　包括呼吸运动、血气分析、动脉血氧饱和度监测及呼吸功能监测。

（4）中枢神经系统　包括意识状态、瞳孔、颅内压、脑电图、脑血流图监测。

（5）肾功能　包括尿量、尿比重、肌酐、尿素氮和内生肌酐清除率的监测。

（6）消化系统　包括血胆红素代谢、血清酶学监测及胃肠张力计对组织氧合状态的监测。

（7）血液系统　包括血红细胞、血红蛋白、红细胞比容、白细胞分类和计数及出血、凝血时间的监测。

（8）细菌学监测　包括各种可能感染部位的细菌学检查。

第三节　常用重症监护技术

一、体温监护

体温测量是临床常用的监测技术，简便易行，是反映病情缓解或恶化的可靠指标。

ICU 体温的测量通过温度传感器变为电信号后被放大器放大,最后以数字和曲线的形式显示在显示器上。温度传感器放置的部位不同,测得的温度也不同,可分为中心温度(机体内部的温度)和周围温度。一般临床应用的部位有:周围皮肤、直肠、食管、鼻咽、耳鼓膜温度、腋下及口腔等。对 ICU 患者进行体温监测,有助于对疾病的治疗效果进行判断。中心温度受外界环境因素影响小,所以测温准确可靠。而体表各部位的温度易受环境影响,温差很大。

(一)临床测量方法

1. 体温测量

(1)正常体温 口腔舌下温度为 36.3℃ ~37.2℃,腋窝温度为 36℃ ~37℃,直肠温度为 36.5℃ ~37.5℃。

(2)测温部位 ①皮肤温度;②腋下温度;③口腔温度;④直肠温度;⑤食管温度;⑥鼻咽温度;⑦耳膜温度(表4-5)。

表4-5 临床常用测量体温的方法

名称	测温电极位置	反映温度	用途	优点	缺点
皮肤温度	测温电极放在指、趾端	外周灌流状态	体表温度	方便易测	受环境温度影响
直肠温度	小儿插入直肠2~3cm,成人7~10cm	主要反映腹腔脏器温度	测量中心温度	方便易测	易受粪便影响
食管温度	测温电极放在咽喉部或食管下部	心脏或主动脉血液温度	测量中心温度	反应迅速	不易测量
鼻咽温度	温度计放至鼻咽部	反映脑部温度	测量中心温度及脑部血液温度	准确性高	易损伤黏膜
耳膜温度	测温电极置于外耳道内鼓膜上	反映流经脑部血流的温度	测量中心温度及脑部血液温度	测量中心温度最准确	易受大气温度影响

(3)异常体温 分为发热和体温降低两种。发热:①低热37.4℃ ~38℃;②中等高热38.1℃ ~39℃;③高热39.1℃ ~41℃;④超高热41℃以上。体温降低:①浅低温32℃ ~35℃;②中低温25℃ ~31.9℃;③深低温24.9℃以下。体温过度下降临床上并不常见,只有当病情十分严重、循环衰竭、机体抵抗力极度下降、长时间暴露于低温环境等才有可能发生。

(4)临床意义 连续监测皮肤温度与中心温度,是了解外周循环灌注是否减少或改善的指标。如患者处于严重休克时,温差增大,经采取有效措施治疗后,温差可减小,提示病情好转。温差进行性增大,是病情恶化的指标之一。

2. 测量方法
临床上常用的测温方法有两种,一种是玻璃内汞温度计,另一种是电子温度计。电子温度计目前广泛用于危重患者皮肤及中心温度的监测。

(1)玻璃内汞温度计 是最常用的温度计,缺点是准确性较差,易碎,测量浪费时间且不易读取温度值。

(2) 电子温度计 具有测量精确、灵敏、直接显示数字及远距离测温的优点。常用于危重患者的体温测量。根据测量原理不同分为热敏电阻体温计和温差电偶体温计（图4-6）。

（二）护理观察

绝大多数监护设备均有T1、T2两个插孔，可同时监测中心温度与体表温度，并显示温差。正常情况下，温差小于2℃。监测过程中，连续中心温度与体表温度的测量，是了解外周循环灌注情况的重要指标。

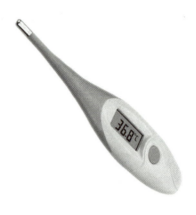

图4-6 电子温度计

二、循环系统功能监护

（一）临床监护

循环系统功能监护是ICU最重要的监测手段，常用参数分为无创和有创，无创监护包括心率、血压及心电图；有创监护包括有创血压、中心静脉压、肺动脉压等。常用的临床监测项目有。

1. 心电监护 是指对患者进行持续或间断的心电监测，是危重患者的常规监测项目，为早期发现心电改变及心律失常提供可靠信息。

(1) 心电监护范围 ①各种心血管疾病患者，如急性心肌梗死、心律失常、心肌病、预激综合征、心绞痛等；②外科手术后的监护，特别是全麻手术后复苏期的监护，危重或衰竭患者急诊手术前的抢救，心肺脑复苏后的常规监护，器官移植术后的特殊监护；③严重创伤、感染、大量失血及电解质紊乱引起的急性脏器衰竭；④施行心脏或非心脏手术（表4-6）。

表4-6 心电监护的临床意义和功能

临床意义	功能
1. 及时发现和识别心律失常	1. 显示、打印和记录心率及心电图波形
2. 诊断心肌缺血和心肌梗死	2. 心率上、下限报警的视听、打印、记录装置
3. 监测电解质改变，最常见的是低钾和低钙	3. 图像冻结功能
4. 观察起搏器的功能	4. 分析心律失常，识别T波改变，诊断心肌缺血和心肌梗死

ICU常备心电监护系统，是由一台中央监测仪和若干台床边监护仪组成。

(2) 监护导联连接方法 临床上常应用综合监护导联对患者进行持续而完整的心电动态监测。常用的心电监护导联有3只电极、4只电极、5只电极三种，标准电极的放置方法是：3只电极分别放于左、右臂和左腿，第4只电极放于右腿作为接地使用，第5只电极放于胸前，用于诊断心肌缺血。①综合Ⅰ导联：正极放在左锁骨中点下缘，负极放在右锁骨中点下缘,地线放在剑突右侧,其心电图波形类似标准Ⅰ导联,其优点是电极脱落机会少,不影响正常心电图描记,缺点是心电图振幅小(图4-7);②综合Ⅱ导联:正极放在左腋前线第4或第6肋间,负极放在右锁骨中点下缘,地线放在剑突下偏右,心电图波形类似V_5导联,其优点为心电图振幅较大,缺点是电极脱落机会多(图4-8);③综合Ⅲ导联:正极放在左锁骨中线最低肋处,负极放在左锁骨中点外下方,地线放在右侧胸大肌下方;④改良监护胸导联(MCL_1):正极放在右锁骨中线最低肋间,负极放在左锁骨下外1/3处,地线置于右锁骨中点下方,其优点P波显示较清楚,缺点是电极易脱落;⑤CM导联:是临床常选用的连接方法(表4-7)。

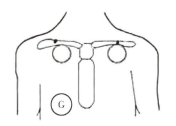

图4-7 综合Ⅰ导联

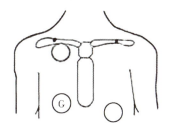

图4-8 综合Ⅱ导联

表4-7 CM导联连接方法

标准肢体导联	正极	负极	接地电极
Ⅰ	左上肢(LA)	右上肢(RA)	左下肢(LF)
Ⅱ	左下肢(LF)	右上肢(RA)	左上肢(LA)
Ⅲ	左下肢(LF)	左上肢(LA)	右上肢(RA)

(3) **监护导联电极放置的注意事项** ①放置前,用75%的酒精或生理盐水擦拭,保持导电良好;②放置电极时,避开电除颤及做心电图的心前区位置,以备应急使用;③对有规则心房电活动的患者,选择明显显示P波的位置及导联;④避免各种干扰,如肌电、电磁、衣服等干扰;⑤对躁动患者,应固定好电极和导线,避免电极脱位以及导线打折缠绕;⑥每日更换电极,防止干扰及皮肤受损。

(4) **心电监护操作的注意事项** ①安全用电,床边监护时先接好地线,在连接电源之后再打开监护仪的开关;②监护前,向清醒患者解释监护意义,消除其紧张恐惧心理,取得合作;③监护过程中,注意患者的保暖,根据病情采取舒适卧位;④密切注意监测病情变化,做好各项监测记录,及时分析、处理;⑤密切观察心电图波形,及时处理干扰和电极脱落,若需分析ST段异常或更详细地观察心电图变化,应做常规导联心电图;⑥每日定时分析患者24小时心电监测情况,必要时记录;⑦停机时,先向患者说明,取得合作后关机,切断电源。

> **知识链接**
>
> **心电监护**
>
> 1. 患者进入 ICU 后，应先行 12 导联记录，作为综合分析心脏电位变化的基础。
> 2. 电极导线应从颈前引出连接监护仪，不应从腋下引出，避免患者翻身时折断导线。
> 3. 应选择最佳的监护导联位置，以显示清晰的波形。
> 4. 避免各种干扰，如出现干扰应认真查找原因，尽快解决。

2. 心率（HR）监护 一般的生命体征监测仪均有心率的视听装置，心率可在监测仪屏幕上显示数字并报警提示。当心率超过报警的上、下限数值或心脏停搏时，均能自动报警。

（1）**正常值** 正常成人安静时心率为 60～100 次/分，婴幼儿的心率较快可达 130 次/分，老年人的心率较慢，平均 55～60 次/分。

（2）**心率监护的临床意义** ①判断心输出量：心率与心排血量有着密切的关系，在一定范围内心率的增加会增加心排血量；但当心率太快（>160 次/分）时，由于心室舒张期缩短，心室充盈不足，尽管心率增加，心输出量反而减少。当心率减慢<50 次/分时，虽然充盈时间增加，每搏输出量增加，但由于心搏次数减少而使心输出量减少。进行性心率减慢常常是心脏停搏的前兆。②计算休克指数：失血性休克发生时，心率的变化最为敏感，心率增快多在血压降低之前发生。休克指数=HR/SBp，血容量正常时，休克指数应等于 0.5。休克指数等于 1 时，提示失血量占血容量的 20%～30%。休克指数大于 1 时，提示失血量占血容量的 30%～50%。③估计心肌耗氧（MVO_2）：心率的快慢与 MVO_2 大小呈正相关。④心率与收缩压的乘积（Rpp）：反映了心肌耗氧情况。Rpp=SBp×HR。正常值小于 12000，若大于 12000 常提示心肌负荷增加、心肌耗氧量增加。

（3）**心率监测的注意事项** ①通过脉搏监测了解心率时，观察有无脉搏短绌，注意观察脉搏强弱、节律、频率等，以初步了解循环状态的变化；②应用心电监护仪观察心率时，注意保持导联的连接，定时更换电极，减少各种干扰因素并注意胸前保暖。

3. 血压的监护 血流动力学监测技术是反映心脏、血液、血管、组织氧供应与氧消耗等方面的功能指标，为危重患者的观察与治疗提供依据。一般分为无创血流动力学监测和有创血流动力学监测。无创血压是常规监测项目，对急危重症患者，宜选用有创监测方法。

（1）**监测方法** 桡动脉因其表浅且易于固定及穿刺成功率高而为首选途径，尚可选用肱动脉、尺动脉、足背动脉或股动脉等途径。常选用桡动脉进行穿刺置管，固定后经三通及换能器与输液器相连。输液器内含肝素 2～12.5U/ml，以保持测压系统通畅。①无创血压监测：常用套袖测压法和自动化无创动脉压监测（NIBP）；②动脉穿刺插管直接测压法：通过周围动脉置管，直接监测动脉内血压的方法，也称有创血压监测。NIBP 与有创血压监测比较见表 4-8。

表4-8 NIBP与有创血压监测的比较

方法	优点	缺点
NIBP	①无创伤，重复性好；②操作简便，易于掌握；③适应证广；④自动化血压监测，按需定时测压，省时省力；⑤可设报警界限；⑥能自动检测袖带的大小，测平均动脉压尤为准确	①不能连续监测，不能自动报警，易产生误差；②不能够反应每一心动周期的血压变化；③不能显示动脉压波形；④易受肢体活动和袖带压迫影响；⑤可引起肢体神经缺血、麻木等并发症；⑥低温、低血压影响监测结果
有创血压监测	①能初步判断心脏功能，并计算其压力升高率（dp/dt），以估计右心室的收缩功能；②手术时可描记动脉波形了解心脏情况，判断是否有心律失常；③可以反映每一心动周期内的收缩压、舒张压和平均压；④通过动脉压的波形能初步判断心脏功能；⑤经动脉穿刺导管取动脉血标本可定时多次测定血气分析、电解质变化；⑥体外循环转流时，由于动脉搏动消失，用无创方法不能测到血压，可通过动脉穿刺直接测到血压	①有创伤性；②最主要的并发症是血栓形成或栓塞，甚至引起肢体缺血、坏死；③其他并发症包括出血、感染和动脉静脉瘘等

(2) 常用监测指标 ①收缩压（SBP）：主要由心肌收缩力和心排血量决定，正常值为 90~120mmHg；②舒张压（DBP）：为心室舒张末期动脉血压的最低值，正常值为 60~80mmHg；③脉压：脉压 = SBP - DBP，即收缩压和舒张压的差值，正常值为 30~40mmHg；④平均动脉压（MAP）：为一个心动周期中动脉血压的平均值，MAP = DBP + 1/3 脉压，正常值为 60~100mmHg。

(3) 血压监测过程中的注意事项 ①NIBP监测时，应定时更换测压部位，避免长时间同一部位测量，避免肢体活动或频繁充气、测压引起肢体缺血等并发症；②有创测压时，每日更换三通管及穿刺部位的换药，严格无菌操作，防止感染；保持动脉穿刺通畅，间断以小量肝素溶液（100ml 生理盐水含肝素 3~5mg）冲洗，防止凝血或血液流入换能器；③观察动脉穿刺部位有无红肿、出血等情况，如出现应及时拔除动脉导管。

4. 中心静脉压监测 中心静脉压（CVP）是指胸腔内上、下腔静脉的压力。经皮穿刺监测中心静脉压，主要经颈内静脉或锁骨下静脉，将导管插至上腔静脉。CVP的高低是反映心功能和血容量的重要指标（表4-9）。

表4-9 CVP正常值及临床意义

CVP（1cmH$_2$O = 0.098kPa）	临床意义
正常 5~12cmH$_2$O（0.49~1.18kPa）	
<2~5cmH$_2$O（0.196~0.490kPa）	右心房充盈不足或血容量不足，应迅速补液
若BP低，CVP>5cmH$_2$O	提示周围血管收缩或可能有心力衰竭，严格控制输液速度
>15~20cmH$_2$O	明显心力衰竭且有发生肺水肿的可能，应暂停或严格控制输液速度并采取强心、利尿等治疗措施

(1) 测压途径　常用的途径有右颈内静脉、锁骨下静脉、颈外静脉和股静脉等。

(2) 测压方法　包括压力测量仪测量和简易测量两种方法。

(3) 适应证　①各类大中型手术，尤其是心血管、颅脑和胸部大而复杂的手术；②严重创伤、各种类型的休克；③脱水、失血和血容量不足；④急性循环衰竭、心力衰竭；⑤大量静脉输血、输液和需要静脉高能量营养治疗的患者。

(4) 注意事项　①判断导管插入上、下腔静脉或右心房无误；②将玻璃管零点置于第4肋间腋中线水平；③确保静脉内导管和测压管道系统内无凝血、空气及管道无扭曲等；④测压时确保静脉内导管畅通无阻；⑤加强管理，严格无菌操作；⑥CVP一般可2小时监测1次并做记录，患者病情不稳定时，需每隔30~60分钟监测1次；⑦患者在安静状态下测量，如咳嗽、烦躁，应给予处理，安静10~15分钟后再进行测量；⑧测压时应排尽管道内气体，防止气泡进入体内形成气栓及影响CVP值（图4-9，图4-10）。

(5) 影响CVP的因素　见表4-10。

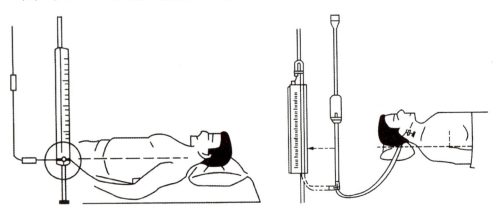

图4-9　CVP测量装置　　　　　图4-10　CVP测量管路

表4-10　影响CVP的因素

影响因素	CVP升高	CVP降低
病理因素	右心衰竭及全心衰竭、心肌梗死、房颤、气胸、血胸、肺梗死、支气管痉挛、心包填塞、缩窄性心包炎	失血引起的低血容量、脱水、周围血管张力减退
神经因素	交感神经兴奋导致静脉张力升高，体内儿茶酚胺、抗利尿激素、肾素和醛固酮等分泌增多	低压感受器作用加强，使血容量相对减少和回心血量不足
药物因素	快速补液、输血过量、应用去甲肾上腺素等收缩血管药物	血管扩张药、失血、失液、右心功能较差患者应用洋地黄药物改善心功能
机械通气	胸内压升高致CVP升高	
麻醉插管	浅麻醉和气管插管，随着脉压的升高CVP升高	
其他	缺氧、肺动脉高压及肺水肿	

5. 血流动力监测　利用气囊漂浮（Swan-Ganz）导管从外周静脉插至肺动脉进行血流动力学监测，直接测得CVP、右心室、肺动脉压和肺动脉楔压，为危重患者的诊

断、治疗提供可靠依据。

(1) 漂浮导管应用 适应证为：①急性心力衰竭；②急性心肌梗死；③循环功能不稳定患者；④区分心源性和非心源性肺水肿；⑤心胸外科及复杂手术；⑥呼吸衰竭等。

(2) 监测方法

用物：Swan-Ganz 漂浮导管，常用的是四腔管，成人用 F_7，小儿用 F_5，不透 X 线，导管长 110cm，从顶端开始每隔 10cm 有一个黑色环形标记，为插管深度的指示（图4-11）。中心静脉穿刺套管针、导引钢丝、静脉扩张器、三通开关、旁路输液管、充气用注射器、导管鞘、压力换能器、心电图机和多功能监护仪等。

插管方法：通常选择右侧颈内静脉，因其从皮肤到右心房的距离最短，导管可直达右心房。

注意事项：①导管使用前应检查气囊是否漏气，使用时最好用 CO_2 充气；导管顶端应位于左心房同一水平的肺动脉第一分支。此时，肺小动脉楔压（PAWP）才能准确反映左房压（LAP）；②漂浮导管前端最佳嵌入部位应在肺动脉较大分支，当气囊充气后监测仪即显示 PAWP 的波形和压力值，而放气后屏幕上又显示 PA 波形和 PASP、PADP、PAP 值（表4-11）；③呼吸对 PAWP 有影响，用机械通气或自主呼吸时，均应在呼气终末测 PAWP；④做温度稀释法测心搏出量时，注射液的温度与受试者体温的差别应大于 10℃，一般采用 0～4℃ 冰盐水，注射速度不可过快，一般每分钟 2ml，连续 3 次，取其平均值；⑤经常检查和确保测压系统的连接，防止连接管松脱。

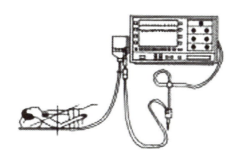

图4-11 Swan-Ganz 导管测压装置

表4-11 右心和肺动脉压正常值（kPa）

名称	正常值
RAP（右心房压）	0～0.66（0～5mmHg）
RVP（右心室压）	2.0～2.4/0～1.1（15～18/0～8mmHg）
PAP（肺动脉压）	1.3～2.9（10～22mmHg）
PCWP（肺毛细血管楔压）	1.1～1.5（8～12mmHg）

并发症：①心律失常；②血栓形成和栓塞；③肺出血和肺动脉破裂；④肺栓塞；⑤气囊破裂；⑥感染。

（3）**临床意义** ①估计左右心室功能；②区别心源性和非心源性肺水肿；③指导治疗；④选择最佳的 PEEP；⑤通过压力波形分析，可帮助确定漂浮导管位置。

（二）护理观察

1. **意识状态** 是反映中枢神经系统血液灌注量的直接指标。
2. **皮肤颜色、温度与湿度** 尤其是皮肤末梢温度与中心温度之差，是提示周围循环灌注是否良好的重要指标。
3. **尿量** 是判断患者有效循环血容量的有效指标，危重患者应及时、准确记录每小时及 24 小时尿量的变化，发现异常及时报告医师。

三、呼吸系统功能监测

（一）临床监测

凡有呼吸功能不全潜在因素的患者均应进行呼吸功能监测，呼吸监测的主要目的是对患者的呼吸运动、呼吸功能状态、呼吸障碍的类型与严重程度作出判断，便于病情观察和调整治疗方案及对呼吸治疗的有效性作出合理的评价。

呼吸功能监测的内容很多，最基本的是肺容量及呼吸形式的监测。常见的监测方法有两种：一种是阻抗呼吸描记法，它是将感受器放在胸壁或腹部上监测由呼吸引起的体表活动；另一种是将热敏电阻放在嘴或鼻的附近，监测吸气与呼气之间的温度变化。常见的临床监测项目有：

1. **呼吸运动的观察**

（1）**呼吸频率（RR）** 是呼吸功能最简单、最基本的监测项目。正常成人呼吸频率为 16～20 次/分，新生儿为 40 次/分左右，1 岁小儿为 25 次/分。

（2）**常见的异常呼吸类型** ①哮喘性呼吸；②潮式呼吸；③间停呼吸；④叹息式呼吸；⑤蝉鸣性呼吸；⑥鼾音呼吸；⑦点头式呼吸；⑧不规则呼吸。

2. **呼吸功能测定**

（1）**肺容量的测定** 见表 4-12。

表 4-12 肺容量的监测指标

指标	正常值	备注
潮气量（VT）	5～7ml/kg	VT = 每分通气量/呼吸频率 当 VT < 5ml/kg 时，是接受人工通气的指征之一
肺活量（VC）	30～80ml/kg	VC < 15ml/kg 为机械通气的指征，VC > 15ml/kg 为停用呼吸机指征之一
肺泡通气量（VA）	93.3ml/s	VA =（潮气量 - 无效腔量）× 每分钟呼吸次数
功能残气量（FRC）	残气量/肺活量为 20%～30%	残气量 = FRC - 补呼气量 FRC 减少多见于肺纤维化、肺水肿

潮气量（VT）：指平静呼吸时，一次吸入或呼出的气量。VT 测定可用肺功能监测仪或肺量仪直接测定。由于测定方便，是最常用的测定项目之一，正常自主呼吸时 VT 为 5~7ml/kg，男性略大于女性，平均约为 500ml。它反映人体静息状态下的通气功能，在使用人工呼吸机时还可以通过测定吸气与呼气 VT 的差值反映呼吸管道的漏气状况。

肺活量（VC）：肺活量指最大吸气后缓慢呼出的最大气量（呼气肺活量）或最大缓慢呼气后用力吸入的最大气量（吸气肺活量），是最常用的测定项目之一，它反映肺每次通气的最大能力。VC 减少见于任何使呼吸幅度受限的疾病，如胸廓活动受限、肺组织受损、膈肌活动受限等。

肺泡通气量（VA）：正常值为 93.3ml/s。

功能残气量（FRC）：在 FRC 严重降低情况下，可导致小气道狭窄，导致低氧血症发生，可发生肺萎陷和肺不张，FRC 减少多见于肺纤维化、肺水肿的患者。

（2）**肺通气功能测定**　肺通气功能的监测指标见表 4-13。

表 4-13　肺通气功能的监测指标

监测指标	正常值	备注
每分通气量（VE）	男性：6.6L/min；女性：4.2L/min	每分通气量 = 潮气量 × 每分呼吸次数
每分钟肺泡通气量（VA）	70ml/s	肺泡通气量 =（潮气量 - 无效腔量）× 每分钟呼吸次数
最大通气量（MVV）	男性：104L；女性：82.5L	
时间肺活量（TVC）	1 秒量（FEV1.0）2.83L，1 秒率（FEV1.0%）88% 2 秒量（FEV2.0）3.30L，2 秒率（FEV2.0%）96% 3 秒量（FEV3.0）3.41L，3 秒率（FEV3.0%）99%	又称用力呼气量（FEV）或用力肺活量（FVC）
生理无效腔 VD	容量约为 150ml，VD/VT 为 0.3	

3. **脉搏血氧饱和度（SpO_2）监测**

（1）**正常值**　96%~100%。

（2）**临床意义**　通过监测，间接了解患者的 PaO_2 高低。SpO_2 是用脉搏血氧饱和度仪经皮测得的患者血氧饱和度，属于无创性监测方法，故被广泛应用于各种危重症的监护。SpO_2 < 90% 时常提示有低氧血症。

4. **呼气末二氧化碳监测**　临床主要用于估计 $PaCO_2$ 高低，调节肺泡通气量，分析和处理异常情况。目前临床使用的一系列二氧化碳监测仪主要根据红外线原理、质谱原理而设计，主要测定呼气末二氧化碳。可反映肺通气功能状态和计算二氧化碳的产生量，另外，也可反映循环功能、肺血流情况等，对使用人工呼吸机的患者具有指导呼吸机参数调节的意义。

5. **血气分析**　用以评价肺泡的通气功能及体液酸碱度的指标（表 4-14）。通常采用动脉采血或经皮测定的方法进行。经皮测定是有效的非创伤性动脉血气监测途径，但不适用于低灌注的患者。

表4-14 动脉血气分析常用指标及意义

指标	PaO₂	PaCO₂	pH	BE（剩余碱）
正常值	90～100mmHg（12～13.3kPa）	35～45mmHg（4.7～6.0kPa）	7.35～7.45	±3mmol/L
临床意义	①90～60mmHg轻度缺氧；②60～40mmHg中度缺氧；③40～20mmHg重度缺氧	①判断肺泡通气量；②判断呼吸性酸碱失衡；③判断代谢性酸碱失衡及复合性酸碱失衡；④估计脑血流量；⑤诊断Ⅱ型呼吸衰竭；⑥诊断肺性脑病	①pH<7.35失代偿性酸中毒或酸血症；②pH>7.45失代偿性碱中毒或碱血症	①BE的正值增大表示代谢性碱中毒；②BE负值增大表示代谢性酸中毒

（二）护理观察

1. 观察呼吸类型、频率、节律和深度的变化，以及两侧呼吸运动、胸廓是否对称等。
2. 观察患者的咳嗽、咳痰、痰液量，注意有无咯血、胸痛、呼吸困难等情况。
3. 观察有无缺氧、呼吸困难、鼻翼扇动、发绀、三凹征等症状。

四、中枢神经系统功能监护

危重患者尤其是颅脑损伤疾患患者脑功能的监测非常重要，任何单一的观察指标都有很大的局限性，必须将临床表现、神经系统检查、器械监测等结果综合分析，才能作出准确的判断。

中枢神经系统功能监护有人工和器械监护之分，人工监护包括意识状态、瞳孔以及感觉和运动等神经系统情况，最常用的为格拉斯哥昏迷评分；器械监护包括颅内压监测、脑电图、脑血流图、头颅CT及MRI扫描等。

（一）临床监测

1. 意识障碍监测 目前临床上对意识障碍的分级有两种方法：一是传统方法，将意识障碍分为嗜睡、意识模糊、昏睡和昏迷。此方法应用比较广泛，但在实际应用时还需具体描述语言、反应等。另一分级方法是昏迷指数测定，临床上采用国际通用的格拉斯哥昏迷评分，简称昏迷指数（Glasgow coma score，GCS）法，是快速、准确、简便衡量颅脑损伤后意识状态的计分评价标准。

表4-15 GCS昏迷评定指标

睁眼反应	评分标准	言语反应	评分标准	运动反应	评分标准
自行睁眼	4	言语正常	5	能按吩咐动作	6
呼之睁眼	3	言语不当	4	对刺痛能定位	5
疼痛能睁眼	2	胡言乱语	3	对刺痛能回缩	4
不能睁眼	1	言语难辨	2	刺痛肢体呈过度屈曲	3
		不能言语	1	刺痛身体呈过度伸展	2
				不能运动（无反应）	1

2. 颅内压监测 颅内压（ICP）是颅腔内容对颅腔产生的压力。持续监测是观察颅

脑危重患者的一项重要指标,因此,ICP监测对颅脑疾患如早期诊断颅内血肿、鉴别原发与继发脑干损伤的诊断、治疗和判断预后都有很重要的意义。监测方法有:脑室内测压、硬膜外测压、腰部蛛网膜下腔测压、纤维光导颅内压监测等,临床上脑室内测压和硬膜外测压最常用。

正常:成人平卧时颅内压10~15mmHg(1.33~2.00kPa)。

颅内压分级:由于疾病导致颅内压持续超过15mmHg称为颅内压增高。

轻度增高:15~20mmHg(2~2.7kPa)。

中度增高:21~40mmHg(2.79~5.33kPa)。

重度增高:>40mmHg(>5.3kPa)。

3. 颅内压监测的适应证 ①进行性颅内压升高的患者;②颅脑手术后;③使用机械通气,通气模式为呼气末正压(PEEP)的患者。

4. 脑电图(EEG) 脑电图是了解脑功能状态和辅助诊断脑部疾病的一种常用检查方法。EEG是昏迷患者脑功能监测的重要指标,反映脑部本身疾病及某些颅外疾病如脑出血和昏迷患者的监测。EEG可判断病情及预后,临床上还可用于脑缺血的监测、病灶定位。

5. 脑血流图监测 常用的主要有经颅多普勒超声、放射性核素清除法。

(1) **脑电阻检查** 反映脑血管的血流充盈度、动脉壁弹性和血流动力学变化,从而判断脑血管和脑功能状态。

(2) **多普勒血流测定** 判断血流方向和血流速度,从而了解脑血流或其他部位的血流动态,进一步评估脑部的功能状态。

(二) 护理观察

中枢神经系统功能监护内容包括生命体征的监测,以神经系统为主,其中意识水平的观察极为重要。

1. 意识 是反映中枢神经系统功能的重要指标。正常的状态是意识清醒,意识障碍的程度和持续时间的长短是判断颅脑损伤等疾病最可靠、最敏感和最早的指标。

2. 生命体征 观察血压、心率、体温、呼吸等变化。

3. 瞳孔 观察瞳孔是否正常,有否散大、缩小、双侧瞳孔是否等大、对光反射等。

4. 局灶症状 肢体活动等。

五、肾功能监护

肾脏是调节液体平衡的重要器官,危重患者应进行肾功能监护,当休克、创伤、严重感染、中毒、急性溶血等导致肾脏功能性或器质性变化,临床上出现尿量减少、水电解质代谢紊乱、酸中毒等一系列改变,做好临床监测可以有效预防和治疗急性肾衰竭。

(一) 临床监测

包括血尿生化、肌酐、尿素氮、内生肌酐清除率等测定。

1. 尿量 尿量是反映肾血流量和肾排泄功能重要而又有效的指标。

临床上通常记录每小时及24小时尿量。正常成人24小时尿量为1000~2000ml。24小时尿量多于2500ml时称为多尿。当每小时尿量少于30ml时，多为肾血流灌注不足；当24小时尿量少于400ml或每小时尿量持续少于17ml时称为少尿；24小时尿量少于100ml为无尿，是肾衰竭的诊断依据（表4-16）。

表4-16 少尿的原因分析

分类	肾前性	肾性	肾后性
临床意义	各种休克、电解质紊乱、失水、心衰、肝肾综合征、肾动脉栓塞或阻塞	急性或急进性肾炎、慢性肾炎急性发作、急性肾小管坏死少尿期、各种慢性肾衰竭、肾移植急性排斥反应等	各种原因所致的尿路梗阻如结石、肿瘤压迫等

2. 肾浓缩-稀释功能 主要用于监测肾小管的重吸收功能。

（1）**正常值** ①昼尿量与夜间尿量之比为3~4:1；②12小时夜间尿量不应超过750ml；③尿液最高比重应在1.020以上；④最高比重与最低比重之差应大于0.009。

（2）**临床意义** 夜尿量超过750ml常为肾功能不全的早期表现。日间各份尿量接近，最高尿比重低于1.018，则表示肾脏浓缩功能不全。当肾脏功能严重损害时，尿比重可固定在1.010左右，见于慢性肾炎、高血压、肾动脉硬化等的晚期（表4-17）。

表4-17 肾浓缩-稀释功能的正常值及临床意义

指标	正常值	异常情况	临床意义
夜尿量	<750ml	>750ml/12h	肾功能不全早期
日尿量/夜尿量	3~4:1		
尿比重	1.003~1.030 最高尿比重>1.020	<1.018 固定在1.010左右	肾脏浓缩功能不全 肾脏功能损害严重如慢性肾炎、肾动脉硬化等疾病晚期

3. 血肌酐 肌酐是肌肉代谢产物，在成人体内含肌酐约100g，其中98%存在于肌内。由肾小球滤过而排出体外，故血清肌酐浓度可作为肾小球滤过功能受损的指标。当肾功能不全时，血肌酐明显增高。全血肌酐正常值：83~177μmol/L（1~2mg/d），血清或血浆肌酐，男性53~106μmol/L，女性44~97μmol/L。

4. 内生肌酐清除率（Ccr） 肾脏在单位时间内能把若干容积血浆中的内生肌酐全部清除出去。

（1）**计算方法** ①24小时法：尿肌酐（mg/L）×24小时尿量（L）/血肌酐浓度（mg/L）；②4小时法：尿肌酐（mg/dl）/血浆肌酐（mg/dl）×每分钟尿量（ml）；③简便计算法：男性Ccr（ml/min）=（140-年龄）×体重（kg）/72×血肌酐浓度（mg/ml）。女性Ccr（ml/min）=（140-年龄）×体重（kg）/85×血肌酐浓度（mg/ml）。

（2）**内生肌酐清除率的临床意义** 成人正常值80~120ml/min，内生肌酐血浆浓度稳定，绝大部分经肾小球滤过而肾小管不排泄亦不重吸收，常用于判断肾小球损害的敏感指标和评估肾功能损害程度，其数值越低，肾功能损害越严重。

5. 血尿素氮（BUN） 尿素氮是体内蛋白质代谢产物，主要经肾小球滤过随尿排出，当肾实质损害时，由于肾小球滤过功能降低，致使血中尿素氮浓度增高。因此，测定血中 BUN 的含量，可以粗略判断肾小球的滤过功能。

（1）正常值 2.9~6.4mmol/L（8~20mg/dl），血尿素氮对病情的判断和预后有重要意义。临床上动态监测尿素氮浓度极为重要，进行性升高是肾功能损害加重的重要指标之一。

（2）肾前性或肾后性无尿 如严重脱水、大量腹水、循环衰竭、尿路结石或前列腺增生引起的尿路梗阻。

（3）蛋白质分解或摄入过多 如急性传染病、高热、大面积烧伤、上消化道出血、甲亢等。

6. 尿/血渗透压比值

（1）正常值 正常人禁饮后尿渗透压为 600~1000mOsm/（kg·H_2O），血渗透压 275~310mOsm/（kg·H_2O），尿/血渗透压比值为 3~4.5∶1。

（2）临床意义 ①判断肾浓缩功能的指标；功能性肾衰竭时，尿渗透压大于正常值，急性肾衰竭时，尿渗透压接近血浆渗透压，两者比值<1.1；②一次性尿渗量检测用于鉴别肾前性、肾性少尿。

7. 酚红排泄试验 正常值为注射后 15 分钟排泄率为 25%~30%，30 分钟排泄率为 40%~60%，60 分钟排泄率为 50%~75%，120 分钟排泄率为 55%~80%。酚红排泄试验主要反映肾小管分泌功能。当肾功能损害达 50%时，其排泄率才下降，见于肾盂肾炎、肾动脉硬化症等，当发展为肾功能不全时，酚红排泄率明显下降。

（二）护理观察

1. 仔细询问、判断诱因 特别注意了解、观察是否存在有效循环血量不足的情况。

2. 尿的观察 尿量变化是肾功能变化最直接的指标，在 ICU 通常记录每小时及 24 小时尿量。注意观察排尿形态和尿液异常，如血尿、蛋白尿、脓尿等。

3. 电解质平衡的观察 血清钾浓度高于 5.5mmol/L 为高血钾，是急性肾衰竭少尿期的主要表现之一，应密切监测血钾、心电图、心率的变化。

六、血液系统功能监护

（一）临床监测

包括红细胞计数、血红蛋白测定、血小板检测、出凝血时间测定等。

（二）护理观察

注意患者有无贫血、出血倾向，皮肤黏膜有无出血点、淤点、淤斑等，同时注意有无发热及淋巴结肿大。

七、消化系统功能监护

（一）临床监测

包括血胆红素、白蛋白、球蛋白、肝脏酶系、肝功能、胃液、大便潜血试验及胃肠功能的监测等。尤其是胃肠黏膜内 pH 测定,正常值为 7.35~7.45,可及时发现胃肠功能,指导治疗,对评价疗效和预后具有重要作用。

(二) 护理观察

注意患者有无恶心、呕吐、黄疸、腹痛、腹泻及肠鸣音异常等情况,观察胃液颜色、性质、大便的量、性状及颜色等。

八、输液监护

输液监护主要依靠输液泵完成。输液泵是机械推动液体进入血管系统的一种电子机械装置,是危重症患者救治中必备的医疗仪器。

1. 输液泵分类 输液泵的型号有很多种,性能也各不相同。按其工作特点可分为蠕动控制式输液泵、推注式注射器类输液泵两类。

(1) **蠕动控制式输液泵** 蠕动控制式输液泵的输液是通过电路控制来调整输液量。应用过程中,输液速度会受到液体浓度、黏度和液体压力及针头内径大小的影响,因此,要求液体瓶应高于输液泵 30cm,输液泵高于患者心脏 30cm,以保证输液效果(图 4-12)。

(2) **推注式注射器类输液泵** 此泵适用于长时间、微量给药,其流速均匀,精确度高,微量注射泵使用的针筒是注射器容量均在 50ml 以下(图 4-13)。

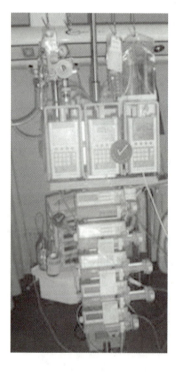

图 4-12 输液泵

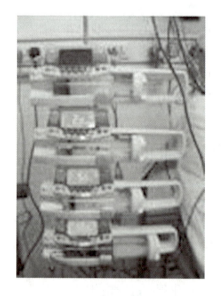

图 4-13 微量泵

2. 输液泵的使用

(1) **使用前准备** 初次使用任何类型的输液泵之前,应仔细阅读使用说明书,掌握操作程序和面板上各种标志及意义；检查各部分功能及报警系统是否处于良好的工作状态；正确设定输液速度和其他参数，防止设定错误延误治疗。

(2) 使用时注意　首先接通输液泵面板电源，使其通过自检功能检验；经常巡视，认真检查输液泵工作是否正常，随时观察工作状态指示灯；各类输液泵工作中由于每小时流速设置不同，仪器本身具有一定的压力，患者穿刺部位注射针头和输液管接口处易产生液体渗漏，应注意观察；根据报警显示，排除故障，防止液体输入失控，注意防止空气栓塞的发生。消除警报后启动输液泵重新工作，务必保持输液泵处于充电状态。

(3) 保持输液通畅　如有外渗，应立即更换输液部位，并给予相应处理。

(4) 注意观察用药效果及其作用　根据病情酌情处理及时更换药物或改变注射速度。

(5) 使用后　应及时充电备用，定期维修。

同步测试题

一、名词解释

1. ICU
2. 休克指数
3. 中心静脉压
4. 格拉斯哥昏迷评分

二、填空题

1. ICU 要求室内温度在_____，湿度为_____。
2. 测量体温的常用方法_____、_____。
3. 内生肌酐清除率正常值为_____。
4. 正常颅内压_____ mmHg，轻度增高_____ mmHg，中度增高_____ mmHg，重度增高_____ mmHg。

三、简答题

1. 心电监护时监护电极放置的注意事项有哪些？
2. 简述动脉血气分析常用指标及意义。

四、案例分析

孙先生，男，50 岁，工人，在高空中工作时不慎摔伤，头部着地，昏迷。急诊入院诊断为创伤性休克、多发性肋骨骨折、脾破裂、肾挫伤、腰椎骨折、前臂开放性骨折。紧急输血后行剖腹探查、脾切除、肋骨复位固定、胸腔闭式引流术。术后入 ICU 进一步监护。

1. 如果你是 ICU 护士,应该怎样接诊?
2. 患者的监护要点有哪些?
3. ICU 护理文件书写的管理要求有哪些?

护考链接

1. ICU 内各项监测项目观察、记录时间是
   A. 0.5 小时 B. 1 小时 C. 根据病情、项目内容决定
   D. 2 小时 E. 不定期

2. ICU 空气细菌菌落数控制在
   A. >100cfu/m^3 B. <200cfu/m^3 C. >200cfu/m^3
   D. >250cfu/m^3 E. <300cfu/m^3

3. 正常动脉血氧饱和度为
   A. 85%~90% B. 90%~95% C. 80%~100%
   D. 90%~100% E. 96%~100%

4. 李先生,上消化道出血、呕血、黑便 4 天。经输血、输液治疗后,测血压 90/60mmHg,CVP 20cmH$_2$O。以上情况提示
   A. 血容量不足 B. 右心功能不良 C. 左心功能不良
   D. 贫血 E. 呼吸衰竭

5. 属于 ICU 收治范围是
   A. 晚期肺癌 B. 急性心肌梗死 C. 出血热
   D. 精神分裂症 E. 脑损伤后植物状态

6. 正常人昼夜尿量比为
   A. 1~2:1 B. 2~3:1 C. 3~4:1
   D. 4~5:1 E. 以上都不对

7. 某烧伤患者,血压 75/60mmHg,CVP 3cmH$_2$O,该患者存在
   A. 血容量绝对不足 B. 血容量相对不足 C. 心功能不全
   D. 容量血管过度收缩 E. 容量血管过度扩张

第五章　心脏骤停与心肺脑复苏

 知识要点

1. 了解心脏骤停的病因。
2. 熟悉心脏骤停的类型、进一步生命支持及延续生命支持。
3. 掌握心脏骤停的表现、基础生命支持及掌握心肺复苏术的操作。

心脏骤停是指患者的心脏在正常或无严重病变的情况下，由于各种原因如急性心肌缺血、创伤、溺水、急性中毒等，导致心脏突然停搏，排血功能丧失，引起全身各组织、器官严重缺血、缺氧。

心脏骤停是临床最危险的紧急情况，心肺复苏术就是对心脏骤停采取的急救措施。复苏越早，成功率越高，反之则可导致患者死亡。猝死指平素健康的人或病情已经稳定的患者，突然发生无法预料的死亡，从出现症状到死亡在 6 小时内。由于心血管病变引起的猝死又称心源性猝死。

第一节　心脏骤停

一、心脏骤停的病因

导致心脏骤停的原因有很多种类，大体可分为两大类：心源性心脏骤停和非心源性心脏骤停。

（一）心源性心脏骤停

由心脏本身的病变所致。

1. 冠状动脉粥样硬化性心脏病　为成年人猝死的主要原因，急性心肌梗死或急性冠状动脉供血不足是心脏骤停的主要原因。10% 的冠心病猝死于发病后 15 分钟内，30% 死于发病后 15 分钟至 2 小时。

2. 心肌病变　急性病毒性心肌炎及原发性心肌病易导致心脏骤停。

3. 主动脉疾病　主动脉瘤破裂、主动脉发育异常、夹层动脉瘤等。

(二) 非心源性心脏骤停

由于其他疾患或因素所致。

1. **呼吸停止** 如气管异物、溺水等所致的气道阻塞，脑卒中、巴比妥等药物过量及头部外伤等。
2. **严重的电解质与酸碱平衡紊乱** 严重的高血钾、低血钾、酸中毒可发生心脏骤停。
3. **药物中毒或过敏** 洋地黄类、奎尼丁、氯喹等药物的毒性反应可导致严重的心律失常。青霉素等药物发生严重过敏反应时，也可导致心脏骤停。
4. **各种意外事故** 如溺水、自缢、电击伤、雷击伤、严重创伤等。
5. **麻醉和手术意外** 如麻药剂量过大、呼吸道管理不当、心脏手术等。
6. **其他** 某些血管诊断性操作，如做血管造影、心导管检查。

二、心脏骤停的类型

根据心脏的活动情况及心电图表现，心脏骤停可分为心室颤动、心电－机械分离、心脏停搏三种类型。

(一) 心室颤动

又称室颤，心电图表现为 P－QRS－T 波群完全消失，出现大小不等、连续的室颤波，频率多为 200~500 次/分，是极严重的心律失常。最常见，多发生于急性心肌梗死或急性严重心肌缺血时，是冠心病猝死的常见原因。

(二) 心电－机械分离

指心肌虽有生物电活动但无有效的机械活动，断续出现间断而弱的"收缩"。心电图表现为、宽大畸形的 QRS 波群，听诊无心音，触诊无脉搏。多为严重创伤的表现，也可见于张力性气胸和急性心包填塞等。

(三) 心脏停搏

心脏停搏就是心房、心室肌完全丧失电活动能力，心电图上心房、心室均无激动波，呈一直线或偶见 P 波。多在心脏骤停 3~5 分时出现。多见于麻醉意外、外科手术、严重酸碱平衡紊乱等。

心脏骤停的三种类型，虽然各有其特点，但其共同的结果是心脏丧失有效收缩和排血功能，血液循环停止而引起相同的临床表现。

三、心脏骤停的表现

(一) 临床表现

1. 意识突然丧失，或伴有短暂抽搐。

2. 大动脉搏动消失，如颈动脉搏动消失，血压测不出。
3. 听诊心音消失。
4. 瞳孔散大。
5. 呼吸断续呈叹息样，随后停止，多发生在心脏骤停后30秒内。
6. 面色苍白或发绀。

（二）诊断

心脏骤停出现最可靠而又最早的两个临床征象是：①意识突然丧失；②伴有大动脉（如颈动脉、股动脉）搏动消失。此两个征象存在，心脏骤停的诊断即可成立。此外，还会出现呼吸停止、发绀、瞳孔散大等临床征象。在临床工作中不要求上述所有临床表现都具备才确诊，更不能因反复心脏听诊或测血压而延误复苏抢救的进行。

第二节 心肺脑复苏

因急性原因所致的临床死亡在一定条件下是可以逆转的，使心跳、呼吸和脑功能恢复，逆转临床死亡的抢救措施称为心肺脑复苏术（CPCR）。

完整的CPCR包括基础生命支持（BLS），进一步生命支持（ACLS）和延续生命支持（PLS）三部分。其目的是迅速恢复有效通气和循环，维持脑组织灌流，最终恢复脑功能。心肺脑复苏的成功与否和抢救是否及时、有效有关。在常温情况下，心脏停止3秒时，患者可感到头晕；10~20秒钟即可发生晕厥或抽搐；60秒钟后瞳孔散大；4~6分钟后大脑细胞有可能发生不可逆损害。因此，复苏开始越早，存活率越高。实践证明，4分内进行复苏成活率达50%，4~6分钟进行复苏成活率为10%，超过6分钟成活率仅为4%，10分钟以上进行复苏成活的可能性更小。

一、基础生命支持

基础生命支持又称初期复苏或现场急救。其主要目的是向心、脑及全身重要器官供氧，延长机体耐受死亡的时间。完整的基础生命支持包括人工循环（circulation）、开放气道（airway）和人工呼吸（breathing）三部分，即CPR的CAB步骤（表5-1）。

表5-1 CPR步骤

	步骤	院前急救	院内急救
C	Circulation 循环（胸外按压）	胸外心脏按压	起搏器 胸内心脏按压
A	Airway 开放气道	清理异物 仰头举颏法	去除气管内异物 气管插管 气管切开

续表

步骤		院前急救	院内急救
B	Breathing 呼吸（人工呼吸）	口对口人工呼吸 口对鼻人工呼吸	口对口人工呼吸 简易呼吸器呼吸法 人工呼吸机
D	Drugs and fluids 药物和血管保护	反复进行 CAB 步骤	静脉紧急给药
E	Electrocardiography 心电监测		心电监测
F	Fibrillation 除颤		除颤
G	Gauging 全身评估		反复进行 C~F 步骤
H	Human mentation 脑复苏		
I	Intensive care 重症监护		

（一）判断是否有心脏、呼吸骤停

1. 判断意识　施救者用双手轻拍患者双肩并大声呼叫患者（喂，你怎么了，能听见我说话吗？），若无反应即可判断患者意识丧失。应注意的是，尽可能不要用力拍打患者，避免摇动患者的头部和肩部（图 5-1）。

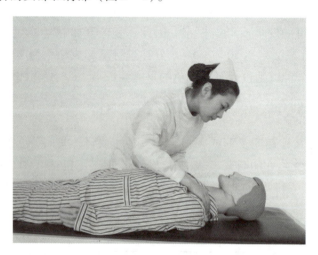

图 5-1　判断意识

2. 呼救　当判断患者意识丧失后，应立即呼叫医师或他人前来协助抢救。可以大声呼叫"来人啊"或拨打"120"急救电话（图 5-2）。

3. 患者体位　对于呼吸心脏骤停的患者，应安置合适的体位，正确的体位为仰卧位。将患者以仰卧位安放于硬板床或地面上，头颈躯干位于同一轴线上，双手放于躯干

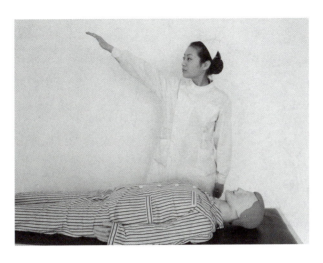

图 5-2 呼救

两侧，身体无扭曲。在给患者摆放体位时，应注意保护患者的颈部。

（二）人工循环（C：circulation）

建立人工循环是指用人工的方法促使血液在血管内流动，并使人工呼吸后带有新鲜空气的血液从肺部流向心脏，再流经动脉，供给全身重要脏器，有利于维持重要脏器的功能。目前有两种学说。①心泵学说：患者的胸廓有一定的弹性，胸骨和肋软骨可因受压而下陷，在对胸骨进行挤压时，位于胸骨和脊柱之间的心脏被挤压，这种压力使血液流向肺动脉和主动脉，当挤压解除时，血液回流，充盈心脏；②胸泵学说：胸外按压时，胸廓下陷，使胸内压增高传至胸腔内大血管，由于动脉不萎陷，是动脉血由胸腔向周围流动，而静脉血管萎陷压力不能传向胸腔外静脉，当放松时，胸腔容量增大，胸内压减少，静脉血回流至心脏，心室得到充盈。

1. 判断有无循环 主要选择大动脉测定脉搏有无搏动。成人及儿童触摸颈动脉，婴儿触摸肱动脉，在 5~10 秒内判断患者有无搏动。施救者一手保持患者头部后仰，另一手的示指和中指指尖并拢，置于颈前确定气管位置后，向外侧移动 2~3cm，在气管旁软组织处触摸颈动脉是否有搏动。触摸过程应注意以下几点：①触摸时不可用力过大；②不可同时触摸两侧颈动脉；③注意勿将施救者自己的指尖搏动误作为患者的颈动脉搏动（图 5-3）。

2. 心前区捶击 救护者对室颤的患者实施心前区捶击，具有"机械除颤"作用。心前区捶击只能刺激有反应的心脏，不具有胸外心脏按压推动血流的作用，故对心脏骤停脉搏消失未使用电除颤者可采用。

（1）操作 救护者右手松握空心拳，小鱼际肌侧朝向患者胸壁，以距离胸壁 20~30cm 高度，垂直向下捶击胸骨下段上放置的左手手背。即心前区捶击 1~2 次，每次 1~2 秒，力量中等。观察心电图变化，如无效，应立即实施 CPR。

（2）注意事项 捶击最多不超过 2 次，捶击用力不宜过猛，婴幼儿禁用。

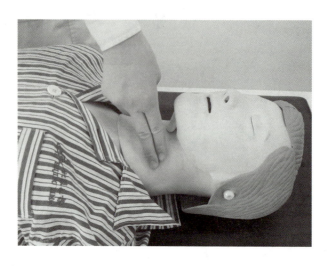

图 5-3 触摸颈动脉

3. 胸外心脏按压术 在体外用人工的方法持续而有节律地按压胸骨，使胸腔内压增高，间接挤压左右心室，促使血液在血管内流动。在现场急救中，主要应用胸外心脏按压术。

（1）**操作方法（单人操作）** 单人抢救时，施救者宜位于患者肩旁，两腿分开，与肩同宽。双人抢救时，两人相对，一人位于患者头部，对患者实施人工呼吸，另一人位于患者对侧胸旁，对患者实施胸外心脏按压。①体位：仰卧于地面或硬板床上，松开患者衣领、领带（女性患者应解开胸罩），松解裤带，如患者在软床上，立即在其背部垫一块硬板，硬板要有足够的长度和宽度，以保证按压时患者的身体不会移动；②确定按压部位：施救者用一手的示指和中指，沿患者一侧的肋弓下缘，向上滑行到两侧肋弓的汇合点，找到胸骨下切迹，将中指定位于下切迹处，示指与中指并拢。另一手的掌跟移至示指旁并平放，使掌根部的横轴与胸骨的长轴重合，即胸骨中、下 1/3 交界处，即正确的按压部位（图 5-4）；③按压方法：救护者将定位之手放在另一只手的手背上，双手掌根重叠，十指相扣，手指翘起，离开胸壁；救护者紧靠患者一侧，伸直双肘关节，以髋关节为支点，使肩、肘、腕在一条直线上，利用上身重量垂直下压，按压深度约 5cm，按压与放松时间大致相等，频率大于 100 次/分，按压与人工呼吸之比为 30∶2，循环进行抢救（图 5-5）。

（2）**注意事项** ①按压部位要准确，如部位太低，可能损伤腹部脏器或引起胃内容物反流，剑突下段折断会导致肝破裂；部位太高，可伤及大血管，按压部位不在中线而向两侧偏移，可致肋骨和软骨骨折，导致气胸、血胸；②按压时应规律，用力要均匀、适度，不可过快过慢，按压过浅达不到复苏效果，按压过深则可能引起肋骨骨折等损伤，掌握按压与放松时间比例为 1∶1；③按压姿势要正确，注意手臂伸直，保证按压方向与胸骨垂直，放松时定位的掌根不能离开胸骨中下部，避免发生下次按压部位移位，同时应尽量放松，不施加任何力量，避免胸廓不能完全复原；④患者头部适当放低，以避免按压时呕吐物反流至气管，也可防止因头部高于心脏水平而影响脑血流；

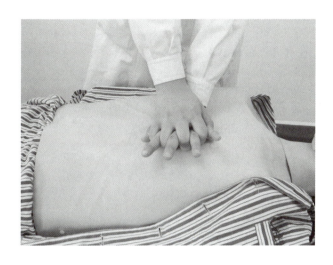

图5-4　胸外心脏按压部位

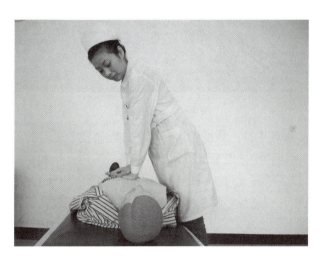

图5-5　胸外心脏按压

⑤操作过程中，若救护者相互替换，可在完成一组按压、通气后的间歇中进行，不得使复苏抢救时间中断超过5~7秒，最好一人坚持10~15分钟，不要换人太勤。

如为单人CPR时，先做胸外心脏按压30次后再行口对口人工呼吸2次，即30∶2；若为双人CPR，复苏步骤与单人CPR方法基本相同，按压时密切观察患者病情变化，评价抢救效果。

(3) 胸外心脏按压并发症　①肋骨骨折：婴儿或儿童较少发生肋骨骨折；②气胸、血胸；③肝、脾撕裂。

此外，也可以采用胸内心脏按压，此方法适用于那些由于胸部创伤引起的心脏骤停患者或经胸外心脏按压无效者。胸内心脏按压时心排出量高于胸外心脏按压1倍左右，脏器灌注也高于胸外心脏按压。具体方法是施救者右手经胸部切口入胸，大鱼际和拇指置于心脏前面，另4个手指和手掌放在心脏后面，以80次/分的速度规律地按压心脏。也可采用两手法，将两手同时置于左右心室同时按压。但是此方法并非常规操作方法，需由专业医师进行操作。

(三) 开放气道 (A: airway)

为患者取出活动性义齿,清除呕吐物或污物。采用以下手法开放气道:

1. 仰面抬颈法 患者平卧,救护者一手抬起患者颈部,另一手以小鱼际侧向下按患者的前额,使其头部后仰,颈部抬起(图5-6)。

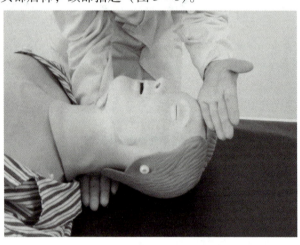

图5-6 仰面抬颈法

2. 仰面举颏法 患者平卧,救护者用一手小鱼际侧置于患者的前额,用力向后下压使头后仰,另一手的示指和中指置于下颌骨近下颌角处,向上抬起,在抬下颏时,手指不要深压颏下软组织,以防阻塞气道。头部后仰程度以下颌角与耳垂连线与地面垂直为宜。仰面举颏法简单、实用,在进行心肺复苏中应用最多的一种开放气道的方法(图5-7)。

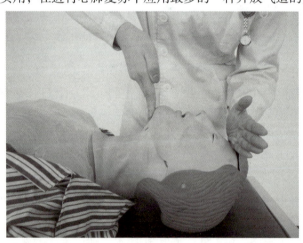

图5-7 仰面举颏法

3. 双手托颌法 患者平卧,救护者用两手握紧患者下颌角,用力向上托下颌,使其头后仰即可开放气道。此法适用于怀疑有头、颈部有创伤的患者(图5-8)。

开放气道时应该注意以下几个方面:①手指不要按压患者的颈前部及颏下等组织,

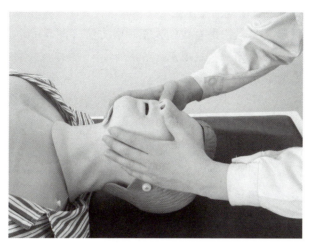

图 5-8 双手托颌法

以免发生气道压迫;②不要使颈部过度伸展;③对有头,颈部外伤可疑者,不应抬颈,应采用双手托颌法,以免进一步损伤脊髓。

(四)判断呼吸

利用看、听、感觉在 10 秒钟内判断患者有无呼吸。其方法是:①侧头用耳听患者口鼻有无呼吸的气流声(一听);②用眼睛观察患者胸部或上腹部是否有随呼吸的起伏(二看);③用面颊感觉呼吸道内有无呼吸气流(三感觉)。如果胸廓无起伏,感觉无气流,无呼吸音,即可判断患者无呼吸,应立即实施人工呼吸(图 5-9)。

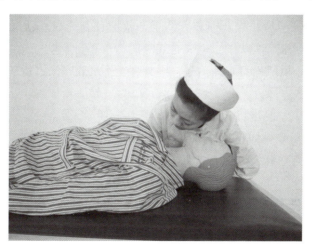

图 5-9 判断患者呼吸

(五)人工呼吸(B:breathing)

在开放呼吸道的情况下、判断患者无自主呼吸后,应立即实施人工呼吸。人工呼吸的原理是用人工方法(手法或机械)使肺、膈肌和胸廓运动,使气体被动地进出肺脏,以维持机体氧的供给和二氧化碳的排出。

1. 口对口人工呼吸 是最快最有效的人工呼吸方法（图5-10），步骤如下：

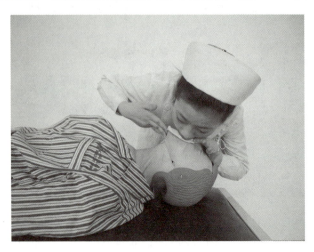

图5-10 口对口人工呼吸

（1）保持气道通畅，救护者用放在患者前额手的拇指和示指捏紧患者的鼻翼，以防吹气时气体从鼻孔逸出。

（2）救护者抢救时应首先缓慢吹气两口，以扩张萎陷的肺，同时可以检验气道开放的效果。

（3）救护者深吸一口气后，用口唇完全包住患者口部，然后用力吹气，使患者胸廓抬起。

（4）一次吹气完毕后，松开捏鼻翼的手，救护者侧头吸入新鲜空气，并观察胸部有无下降，准备进行第二次吹气。每次通气时间为1秒钟，吹气量约800~1200ml。吹气应有充足的气量，以使患者胸廓抬起，不要吹气不足或吹气过量，吹气过量可造成患者胃内大量充气。

（5）按以上步骤反复进行。成人吹气频率14~16次/分。

（6）如有口对口呼吸面罩或通气管，则可通过口对口呼吸面罩或通气管吹气。前者可保护救护者免受感染，后者还可较好地保持患者的气道通畅，避免舌根后坠引起的气道阻塞。

2. 口对鼻人工呼吸 适用于口部外伤或张口困难者。在保持气道通畅的情况下，救护者深吸气后以口唇包住患者鼻孔周围，用力向其鼻孔内吹气。吹气时施救者应用手将患者颏部上推，使患者口唇并拢，呼气时手松开。如此反复进行。

3. 注意事项

（1）人工呼吸前要取下活动性义齿，清理口腔鼻腔分泌物。

（2）人工呼吸必须要在气道开放的情况下进行，保证正确的吹气量。

（3）为防止交叉感染，救护者可在人工呼吸时取一次性吹气膜或一块纱布单层覆盖在患者口或鼻上进行。

(4) 对婴幼儿，则口对口鼻同时吹气更易施行。

(5) 吹气时间宜短，占一次呼吸周期的 1/3 为宜。

(6) 有效的指征是患者的胸廓有起伏，呼吸微弱者能感觉到有呼吸气流。

（六）幼儿及孕妇心肺复苏要点

婴幼儿心脏骤停的主要原因是由于呼吸问题导致心肌缺血缺氧所致。呼吸问题如气道疾病、肺部疾病、颅脑损伤等。1 岁以内的小儿称为婴儿，1～8 岁为儿童。其心肺复苏处理基本同成人，但有以下几点不同之处（表 5-2）。

1. 判断意识 婴儿对言语如不能反应，可以用手拍其足跟部判断其反应。

2. 人工呼吸 以仰头举颏法开放呼吸道，由于患儿口鼻较小，位置又靠近，施救者可用口紧贴患儿口与鼻的开口处，再进行口对口鼻呼吸。同时由于患儿韧带、肌肉松弛，故头不可过度后仰，以免影响气道通畅，可用一手托颈，以保持气道平直。

3. 检查肱动脉 部分婴幼儿因颈部肥胖，颈动脉不易触及，可检查肱动脉。肱动脉位于上臂内侧、肘和肩之间。救护者大拇指放在上臂外侧，示指和中指轻轻按压内侧即可触及脉搏。在施行心肺复苏 1 分钟内，应再次检查肱动脉。

4. 按压部位及方法 婴幼儿的按压部位是胸骨正中紧贴乳头连线中点下方 1 横指处。患儿仰卧在硬板床上，根据救护者的手或患儿胸廓的大小，用 2 个手指轻轻按压，深度 2cm 左右，注意避免按压胸骨最下端的剑突。

对幼小的婴儿可将救护者的手或前臂作为支撑面，用手支撑婴儿的背部。此方法能有效的抬起婴儿的两肩，使头部保持轻度后仰，从而保持呼吸道通畅的位置。

5. 孕妇复苏要点 孕妇取左侧卧位，背靠墙壁或垫一枕头，具体方法与成人 CPR 相同。

表 5-2 成人、儿童、婴儿实施 CPR 比较

项目	成人	儿童（1～8 岁）	婴儿（1 岁以内）
判断意识	呼喊、轻拍	呼喊、轻拍	拍击足底、捏掐上臂
开放气道	头部后仰呈 90°角	头部后仰成 60°角	头部后仰成 30°角
吹气方式	口对口、口对鼻	口对口、口对鼻	口对口鼻
检查脉搏	颈动脉	颈动脉	肱动脉
胸外按压部位	胸骨中下 1/3 交界	胸骨中下 1/3 交界	胸骨正中紧贴乳头连线下方水平
胸外按压方式	双手掌根重叠	单手掌根或双手掌根重叠	中指和无名指
胸外按压深度	4～5cm	约 3cm	约 2cm

（七）心肺复苏有效指标和终止抢救的指征

1. 心肺复苏有效的指标

（1）**颈动脉恢复搏动** 如停止按压后脉搏恢复跳动，说明复苏有效；如搏动随着按压的停止而消失，此时应继续胸外心脏按压。

（2）**面色** 复苏有效时，面色、口唇及皮肤由发绀转为红润；如患者面色变为苍

白，则提示复苏无效。

(3) **神志** 复苏有效时，可见到患者眼球活动，甚至挣扎、手脚抽动、肌张力增加。

(4) **呼吸** 恢复自主呼吸，如自主呼吸微弱而不稳定，需要坚持口对口人工呼吸。

(5) **瞳孔** 复苏有效时，散大的瞳孔缩小，有对光反射；如瞳孔散大而固定，则提示复苏无效。

2. **终止复苏的指征** 出现下列指征时，现场抢救人员可考虑终止心肺复苏：

(1) 脑死亡。表现为深度昏迷，停止自主呼吸；瞳孔散大而固定，对光反射消失；患者对对痛觉刺激无反应，无自主活动。未经物理降温而体温自行下降至35℃以下。

(2) 心肺复苏持续30分钟以上，仍无呼吸与脉搏，可考虑终止心肺复苏。

二、进一步生命支持

进一步生命支持主要是在基础生命支持的基础上应用专业救护设备和技术，建立和维持有效的通气和血液循环，继续进一步生命救助，是心脏骤停抢救的第二个阶段。具体的措施包括三个方面：呼吸支持、循环支持和复苏用药。

(一) 呼吸支持

1. **控制气道**

(1) **通气管** 包括口咽通气管和鼻咽通气管。可以使舌根离开咽后壁，以解除气道梗阻。插口咽通气管时将通气管由舌上方插入后再180°翻转，直至通气管前端开口与声门相对，放置通气管于正中位置。对于鼻咽通气管，管外涂润滑油，经过鼻孔沿鼻腔下至咽部。

(2) **气管插管** 为最可靠的保持气道通畅的方法，如有条件，应尽早做气管插管。它能保持气道通畅，防止误吸，便于清除呼吸道分泌物，而且还可以与简易呼吸器、麻醉机、呼吸机连接，从而进行机械通气。

(3) **环甲膜穿刺术** 遇有紧急喉腔阻塞而严重窒息的患者，没有条件立即做气管切开，可行紧急环甲膜穿刺，用16号粗针头刺入环甲膜，再接上"T"型管输氧，即可达到呼吸道通畅，同时为气管插管或气管造口术赢得宝贵时间。

(4) **气管切开** 对于复苏后长期昏迷的患者，需长期的呼吸支持，而气管造口术正好满足这种要求。

2. **机械呼吸** 建立通畅呼吸道后应立即对患者进行机械呼吸，常用的方法有以下几种：

(1) **简易呼吸器法** 简易呼吸器由一个弹性皮囊、三通阀门、连接管和面罩组成。在有氧条件下可经此以10~15L/min的流量输氧，徒手挤压橡皮囊，可使吸入氧浓度达75%以上。

(2) **机械呼吸** 通过呼吸机加压给氧可以减少呼吸道无效腔，同时便于调节呼吸参数，又可减少抢救者的体力消耗，是最有效的机械通气方法。

(3) **纠正酸碱失衡** 酸中毒是导致心跳呼吸骤停患者心律失常和低血压的重要原因，必须及时纠正。

如为呼吸性酸中毒，主要通过建立有效的人工呼吸来纠正。可以使用机械通气，运用中等的过度换气来保证供氧的同时使二氧化碳迅速排出体外，从而纠正呼吸性酸中毒。

如为代谢性酸中毒，可以综合运用呼吸支持和药物来纠正。一方面迅速建立人工通气，加速二氧化碳的排出。另一方面用碳酸氢钠静脉滴注，纠正酸中毒，但不宜大量使用碱性药物。

3. 护理

(1) **保持呼吸道通畅** 清除呼吸道内分泌物，注意气道湿化。

(2) **机械通气时要调节好潮气量、呼吸频率、吸入氧浓度** 气管切开患者要每天更换敷料，预防感染。

(3) **预防肺部并发症的发生** 定时翻身拍背、协助排痰、进行气道湿化，做好口腔护理，预防口腔感染。

(4) **观察酸碱平衡** 认真观察病情，注意患者的呼吸及神志变化，有无呼吸急促，是否烦躁不安，注意皮肤情况，有无潮红、多汗等。

(二) 循环支持

循环支持的措施主要包括两方面的内容：建立静脉通道和恢复正常心律。

1. 建立静脉通道 建立两条有效的静脉通路，可选用静脉留置针进行中心静脉穿刺，这样不但可以保持静脉通路畅通，便于迅速补充血容量，还可以使药物迅速到达全身各处发挥作用。

2. 恢复正常心律 电击除颤是终止心室颤动最有效的方法，大部分成人（80%～90%）突然的、非创伤性的心脏骤停都是由于心室纤颤所致，故尽早除颤可显著增加患者存活的机会。室颤发生的早期一般为粗颤，此时除颤易于成功，故应争取2分钟内进行，否则心肌因缺氧由粗颤转为细颤则除颤不易成功。

(1) **电除颤** 除颤越早越好。一次除颤未成功时应创造条件重复除颤。具体操作步骤为：患者卧于硬木板上，取仰卧位或右侧卧位；电极板涂导电糊或用盐水纱布；根据病情设置电能及充电；按要求正确放置电极板，左手电极放置于患者右侧锁骨下方，右手电极放置于患者左侧腋前线5～6肋间；确认所有人员均未接触患者、病床后，同时按压两个电极板的放电按钮除颤；室颤时，一般成人首次除颤电能为200J，如无效可增至300J，再无效或转复后又发生复颤再增至360J。此时，如果患者的身体及四肢发生抽动，说明放电成功。除颤后立即进行心电监护并记录；电除颤后，仍应继续进行CPR，直至能触及颈动脉搏动为止。

(2) **心脏电起搏** 有心脏起搏器发出一定频率的脉冲电流，刺激心肌，使其发生节律性收缩，常采用的方法是皮肤电极起搏。在使用过程中严密观察血流和脉搏，心脏电起搏器电刺激容易引起肌肉酸痛，故不能长时间使用。终止使用时，电压不改变，频率在数分钟内减慢，同时做心电图，心脏恢复自律性跳动后，关闭起搏器。

3. 护理

(1) **持续心电监护** 应给予持续心电监护，密切观察患者的心电图变化，患者的心律在复苏后初期不稳定,及早发现、处理各种心律失常,如室性期前收缩等。

(2) 监测生命体征　监测患者的脉搏、心律和血压。根据病情使用血管活性药物。

(3) 观察末梢循环　皮肤、口唇和指甲的颜色,四肢的温度、湿度及静脉的充盈情况均可反映末梢循环状况。如患者肢体湿冷,指甲发绀,则提示循环血量不足。

(三) 复苏用药

复苏后用药是一个重要环节,可以巩固人工心肺复苏的成果。用药的目的首先是增加有效循环血量,增加心肌和脑的血液灌注量,纠正酸中毒和提高室颤阈值。

药物治疗

(1) 用药目的　①首先是增加有效循环血量,增加心肌血液灌注量、脑血流量;②减轻酸血症,使其他血管活性药物更能发挥效应;③提高室颤阈或心肌张力,为除颤创造条件。

(2) 给药途径　①静脉给药:为首选给药途径,以上腔静脉系统给药最佳,最好的途径是经肘静脉插管至中心静脉,使药物迅速作用重要器官;②气管给药:作为给药的第二途径,可以经气管插管或环甲膜穿刺注入气管,通过气管、支气管黏膜迅速吸收进入血液循环;③心内注射给药:自胸外向心室注入药物,不作为常规首选途径,主要危险为冠状血管或心肌撕裂。在第4肋间胸骨旁2cm处垂直刺入皮肤,边进针边抽回血达一定深度抽得大量回血后迅速注药。

(3) 常用药物　肾上腺素、碳酸氢钠、利多卡因、阿托品等。①肾上腺素:肾上腺素是心脏复苏中首选药物用药原则主张早期、连续使用。它通过激动心肌上的β受体,增强心肌收缩力,加快心率,增加冠状动脉的灌注和心脏血流量,同时收缩颈外静脉,增加脑血流量,有利于复苏。还可使心室颤动波由细变粗而易被电击除颤。常用剂量为0.5~1.0mg静脉注射,必要时可每隔5分钟重复1次,但总量不宜超过0.2mg/kg。②碳酸氢钠:可纠正酸中毒。若心脏骤停前已有明显酸中毒或高钾血症,应尽早给碳酸氢钠治疗,一般首次量按1mmol/kg计算(5%碳酸氢钠100ml相当于60mmol),并根据血气分析结果加以调节。③利多卡因:是室性心动过速的首选药。常用剂量为每次1~1.5mg/kg(成人50~100mg/次),于30~60秒内静脉注射完毕,约15~30秒后起效,可3~5分钟重复1次。如无效可用相同剂量再次注射,但重复注射不宜超过3次;④阿托品:适用于迷走反射和阿斯综合征所致的心脏骤停。阿托品为M-胆碱能受体阻滞剂,常用剂量为1mg静脉注射,可每隔5分钟重复给药,最大剂量3mg,亦可气管内注入。必要时也可重复使用数次,10~15分钟1次;心跳恢复后可用1~2mg加入液体中静脉滴注,以维持心率。

三、延续生命支持

初期复苏成功后,机体仍有许多不可逆性损害,因此延续生命支持的重点是脑保护、脑复苏和复苏后疾病的防治,同时严密监测各系统、器官的功能,以维持复苏效果。

（一）脑复苏

及时正确的 CPR 是脑复苏最重要的措施，此外，还包括以下几个方面：

1. 降温疗法 循环停止后，影响中枢神经细胞功能恢复最重要的两个因素是脑循环状态和温度。低温可以降低脑耗氧，保护脑细胞，防治脑水肿，降低颅内压是脑复苏的重要内容，故应尽早采取有效降温措施，最好是循环停止后的 5 分钟内开始用冰帽保护大脑。物理降温和药物降温同时进行才能达到降温的目的。脑复苏时一般采用体表降温结合头部降温，降温程度以达到亚冬眠（35℃~33℃）或冬眠（32℃）为宜。降低脑组织温度可至 28℃。根据病情一般需 2~3 天，严重者可至 1 周以上。

（1）**体表降温** 一般用空调控制室温，然后在额、颈部两侧、腋下两侧和腹股沟两侧等处放置冰袋，也可用冬眠药物进行冬眠疗法。

（2）**头部降温** 常用冰槽降温法。患者的两耳道用纱布填塞后将整个头部用冰包裹，可使头部迅速降温。如长期应用冰水槽时，应在头部垫较厚的海绵。

2. 维持有效血压 维持血压于正常或稍高于正常水平，以恢复脑和全身组织的灌注。防止血压过高加重脑水肿。防止血压过低而加重脑和其他组织缺血缺氧。

3. 脑复苏药物的应用

（1）**脱水剂** 减轻脑水肿，降低颅内压。用 20% 甘露醇与 50% 葡萄糖注射液交替使用，也可用呋塞米 20mg 静脉注射。

（2）**糖皮质激素的应用** 皮质激素能保持毛细血管和血脑屏障的完整性，可减轻脑水肿、降低颅内压，还可以改善循环功能，防止细胞自溶和死亡。地塞米松为首选药物。

（3）**促进脑细胞代谢药物的应用** 葡萄糖、辅酶 A、细胞色素 C、多种维生素等，均有改善脑细胞代谢的作用。

（4）**镇静止惊药物的应用** 巴比妥是镇静、安眠、止惊的药物，对缺血、缺氧的脑组织具有良好的保护作用。

4. 高压氧治疗 应尽早采用高压氧，改善脑缺氧、降低颅内压、减轻脑水肿、改善脑循环。

（二）转归

1. 完全恢复。
2. 恢复意识，但是智力减退。
3. 去大脑皮质综合征无意识活动，保留呼吸和脑干功能，少数患者可有好转，多数患者仍停留在植物人状态。
4. 脑死亡。①持续深昏迷；②无自主呼吸；③无自主运动，肌肉无张力；④脑干反射消失；⑤脑电图呈等电位。

（三）密切观察生命体征

1. 呼吸 继续保持呼吸道通畅，注意观察呼吸的频率和节律。

2. **循环** 注意观察患者的血压和尿量。注意末梢循环，在复苏后期应认真观察指或趾端皮肤的色泽和温度。

3. **意识** 注意观察患者的意识状态，发现异常迅速采取措施，防止发生不可逆脑损伤。

4. **瞳孔** 观察瞳孔的大小及对光反射。

（四）防治肾衰竭

通过留置导尿管，记录每小时尿量和24小时总出入量。并观察尿液的颜色，定时检查血、尿素氮和肌酐、血清电解质浓度，及时纠正酸中毒，及早发现肾衰竭的发生。

（五）加强护理措施，预防感染发生

1. 保持空气新鲜，按时进行空气消毒。
2. 严格执行无菌操作，严格消毒灭菌器械物品，及时做好气管切开的护理。
3. 定时翻身拍背，预防压疮和坠积性肺炎。
4. 积极进行营养支持，提高患者机体抵抗力。做好口腔护理，预防口腔炎症的发生。

第三节 复苏后的监测与护理

急诊护士应该熟练正确地掌握复苏技术，除了各项抢救治疗的配合及药品器械的供应，同时还应观察患者病情的变化。尤其在复苏成功后病情尚未稳定时，更需严密监测、加强护理。复苏后的监测与护理的主要内容有：

一、复苏后的监护

无论是在医院内还是医院外发生的心脏骤停，一旦复苏成功，均应送入监护室连续密切观察至少48~72小时，对原发疾病积极给予处理。复苏后患者病情尚未稳定，需严密监测和护理，因患者随时有心跳、呼吸骤停而死亡的危险。

（一）循环系统的监护

1. 监测血压、脉搏。一般每15分钟测量1次，直至平稳。血压维持在90~100mmHg/60~70mmHg。如脉压小于20mmHg，肢体湿冷，（趾）甲苍白发绀，末梢血管充盈不佳，应补充血容量和使用血管活性药。
2. 通过观察皮肤、口唇颜色、四肢温度、湿度及静脉的充盈情况，及心电监护、血压、中心静脉压等判断循环功能。
3. 复苏后，应密切观察心电的变化，如出现室性期前收缩、室性心动过速等心律失常时，应及时给予相应的处理。

(二) 呼吸系统的监护

1. 观察气道是否通畅及肺部有无感染。注意湿化气道、排痰、清除呼吸道分泌物、定时翻身、拍背、应用抗生素等措施。根据临床表现和血气指标进行分析,应注意呼吸衰竭的发生。

2. 应用呼吸机时应根据病情变化,调整好潮气量、吸气与呼气之比以及呼吸频率。必须注意吸入气体的湿化,观察有无导管阻塞、衔接松脱、皮下气肿、通气过度或通气不足等现象。

3. 气管切开时注意更换局部敷料,吸痰及更换内套管时,注意严格执行无菌操作技术,吸引气管内分泌物时,负压不宜过大,以防鼻咽黏膜破损。

(三) 酸碱平衡监护

1. 呼吸性酸中毒 主要通过呼吸支持,建立有效的人工呼吸来纠正,特别是气管插管时,可加强通气,既保证供氧,又使二氧化碳迅速排出。

2. 代谢性酸中毒 通过呼吸支持和碱性药物的应用得以纠正。可静脉滴注碳酸氢钠注射剂,以纠正心、脑和肺等重要脏器的酸中毒。适当应用利尿剂、补充血容量,保护肾脏排酸保碱的功能,发挥肾的代偿作用。

(四) 脑缺氧的监护

脑缺氧可造成不可逆的脑损害,其严重程度与心脏骤停的时间密切相关。应重点观察意识状态、瞳孔变化、肢体活动及各种反射。

1. 观察患者意识时,如发现定向障碍、颅内压增高、表情淡漠、嗜睡,应及早应用低温疗法和脱水剂治疗。

2. 患者面色由发绀转为红润,如瞳孔缩小、对光反射存在,自主呼吸恢复,说明复苏好转,应做好意识恢复后的其他治疗和护理。

(五) 肾功能监护

1. 每小时测尿量 1 次,记录 24 小时尿液总量,使用血管收缩药物时应连续监测尿量,注意药物引起的肾功能损害。

2. 观察尿的颜色及比重,如血尿和少尿同时存在,且尿比重降低或尿素氮和血清肌酐水平升高,应警惕肾衰竭。

二、复苏后的护理

1. 严密观察病情变化。每 10~20 分钟监测 1 次生命体征的变化,血压一般维持在 90~100/60~70mmHg。药物的剂量可根据血压回升情况及心率变化适当调节。同时密切观察心电变化,注意心率、心律的变化以及意识、瞳孔和末梢循环状况等。

2. 保持呼吸道通畅。加强呼吸道管理,预防呼吸感染,定时进行翻身、拍背、湿化气道、应用抗生素等措施。

3. 呼吸机的使用。严格按照呼吸机使用常规进行护理。

4. 降温的护理。降温时,以头部为主,保持在30℃左右,不宜低于30℃。体温保持在适当水平,避免体温过高或过低,否则有导致室颤等并发症的危险。

5. 用药的护理。升压药和呼吸兴奋剂应根据病情遵医嘱调节,注意水、电解质和酸碱平衡的情况。

6. 准确记录每小时出入量和观察尿液的颜色、比重等。

7. 防止继发感染。①保持室内清洁卫生、定时通风;②严格执行无菌技术操作;③使用抗生素时应严格按医嘱给药,并注意观察用药后的反应;④做好各项基础护理。

三、急诊科的心肺复苏抢救流程

见图 5-11。

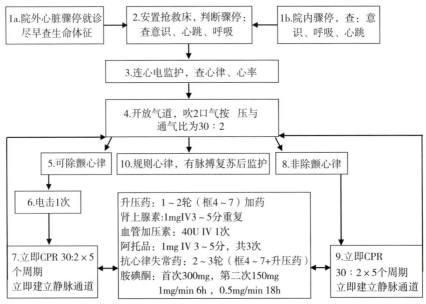

图 5-11 急诊科心肺复苏流程(根据2005年国际最新流程综合)

框 1a 表示急诊接诊心脏骤停的患者；框 1b 代表院内发生的心脏骤停患者。

框 2 表示把患者安置在抢救床上，经检查生命体征确定是否心脏骤停。这一过程对急诊科人员来说困难不大。

框 3 表示在确定心脏骤停后立即进行基础生命支持（ABC），开放气道、通气和按压。

框 4 表示检查心律。如是可除颤心律为框 5；不可除颤心律为框 8。

框 6 为 1 次除颤，除颤能量见附框。

框 7 表示除颤后立即 CPR，5 轮按压–通气。箭头指回框 4。

框 8 表示不可除颤心律。

框 9 表示按不可除颤心律进行抢救，行 CPR 及使用升压药。

框 10 表示如出现规则心律，查脉搏，如无脉搏按框 8 抢救；如有脉搏按复苏后抢救。

图中间框注明升压药及抗心律失常药物剂量，结合到抢救过程中使用。

独立 4 个框是复苏期间的注意事项、使用升压药及抗心律失常药、除颤能量及可逆性。

同步测试题

一、名词解释

1. 心脏骤停
2. 心肺脑复苏术

二、填空题

1. 完整的基础生命支持包括_____、_____和_____三部分。
2. 开放气道的方法有_____、_____、_____。
3. 进一步生命支具体的措施包括三个方面：_____、_____、_____。

三、简答题

1. 如何判断患者呼吸心跳骤停？
2. 心肺复苏有效指标和终止抢救的指征有哪些？

护考链接

1. 心肺复苏包括 C、A、B 三个步骤，其中 A 是
    A. 人工循环　　　　B. 心电监测　　　　C. 开放气道
    D. 人工呼吸　　　　E. 全身评估
2. 心肺复苏中胸外按压的频率为

A. 至少 120 次/分   B. 至少 100 次/分   C. 至少 80~100 次/分
D. 至少 60~80 次/分   E. 至少 40-60 次/分

3. 心肺复苏中单或双人复苏时胸外按压与人工呼吸的比值为
A. 15∶1   B. 15∶2   C. 30∶1
D. 30∶2   E. 10∶1

4. 心肺复苏中胸外按压的部位为
A. 胸骨上段   B. 心尖部   C. 胸骨中段
D. 胸骨左缘第五肋间   E. 胸骨中、下 1/3 交界处

5. 成人心肺复苏时胸外按压的深度为
A. 至少胸廓前后径的一半   B. 至少 3cm   C. 至少 5cm
D. 至少 6cm   E. 至少 2cm

6. 成人心肺复苏中,潮气量大小为
A. 500~600ml   B. 400~500ml   C. 600~700ml
D. 800~1200ml   E. 700~800ml

7. 成人心肺复苏时开放气道最常用的方式为
A. 双手托下颌法   B. 压额法   C. 托颏法
D. 环状软骨压迫法   E. 仰头举颏法

8. 现场进行徒手心肺复苏时,伤病员的正确体位是
A. 仰卧在硬平面上   B. 仰卧在比较舒适的软床上
C. 侧卧位   D. 俯卧位   E. 头高足低位

9. 现场对成人进行口对口吹气前应将伤病员的气道打开角度
A. 60°   B. 75°   C. 90°
D. 120°   E. 45°

10. 常温下心搏停止几秒后可出现昏厥和抽搐症状
A. 3 秒   B. 5~8 秒   C. 10~20 秒
D. 20~30 秒   E. 40 秒

第六章 昏迷患者的护理

 知识要点

1. 熟悉昏迷患者的护理评估。
2. 掌握昏迷患者的急救与护理。

昏迷是一种严重的意识障碍，任何病因引起的大脑皮质、皮质下结构、脑干网状上行激活系统等部位的损害或功能抑制，均可出现意识障碍。

昏迷的主要表现为意识完全丧失，对体内外一切刺激无意识反应，随意运动消失，生理反射减弱或消失，出现病理反射。

第一节 昏迷患者的护理评估

一、健康史

引起昏迷的原因很多，一般可分为两大类。

（一）颅内病变

1. **颅内感染性疾病** 如化脓性脑炎、脑膜炎及脑型疟疾等。
2. **脑血管病** 脑出血、蛛网膜下腔出血等。
3. **颅内占位性病变** 如脑肿瘤、脑脓肿等。
4. **闭合性颅脑外伤** 如脑震荡、脑挫裂伤、颅内血肿等。
5. **其他** 癫痫等。

（二）全身性疾病

1. **急性感染性疾病** 如败血症、中毒性肺炎等细菌感染性疾病；流行性乙型脑炎、流行性出血热等病毒感染性疾病；还有立克次体、寄生虫感染等。
2. **心血管疾病** 如阿-斯综合征、高血压脑病等。
3. **内分泌与代谢性疾病** 如肝性脑病、糖尿病、低血糖、尿毒症、甲状腺危象等因素所致的昏迷。

4. **中毒性疾病** 如 CO 中毒、安眠药中毒、有机磷农药中毒、酒精中毒等。

5. **理化因素所致疾病** 触电、中暑、高原缺氧等。

二、身体状况

通过询问有关病史，了解病因与起病情况，观察痛觉及各种反射（瞳孔对光反射、角膜反射）对患者进行评估。

意识障碍可有下列不同程度的表现：

（一）嗜睡

是最轻的意识障碍，是一种病理性倦睡，患者陷入持续的睡眠状态，可被唤醒，并能正确回答和作出各种反应，但当刺激去除后很快再入睡。

（二）意识模糊

是意识水平轻度下降，较嗜睡为深的一种意识障碍。患者能保持简单的精神活动，但对时间、地点、人物的定向能力发生障碍。

（三）昏睡

是接近于人事不省的意识状态。患者处于熟睡状态，不易唤醒。虽然在强烈的刺激下（如压迫眶上神经，摇动患者身体等）可被唤醒，但很快又再入睡。醒时答话含糊或答非所问。

（四）昏迷

是严重的意识障碍，表现为意识持续的中断或完全丧失。按其程度可分为三个阶段。

1. **浅昏迷** 意识大部分丧失，无自主运动，对周围事物以及声、光等刺激无反应，但对疼痛刺激尚可出现痛苦表情或肢体退缩等防御反应，角膜反射、瞳孔对光反射、眼球运动、吞咽反射等均存在，呼吸、脉搏、血压一般无明显改变。

2. **中度昏迷** 对周围事物及各种刺激均无反应，对剧烈刺激可出现防御反应。角膜反射减弱，瞳孔对光反射迟钝，眼球无转动。

3. **深昏迷** 意识完全丧失，强烈刺激也无反应，浅、深反射均消失，全身肌肉松弛，此时机体仅维持呼吸及循环等最基本功能。

此外，还有一种以兴奋性增高为主的高级神经中枢急性活动失调状态，称为谵妄。临床上表现为意识模糊、定向力丧失、感觉错乱（错觉、幻觉）、躁动不安、言语杂乱。谵妄可发生于急性感染的发热期，也可发生于某些药物中毒（如颠茄类药物中毒、急性酒精中毒）、代谢障碍（如肝性脑病）、循环障碍或中枢神经疾患等。由于病因不同，有些患者可以康复，有些患者可发展为昏迷状态。

三、昏迷过程

注意昏迷起病的急缓及疾病发展的演变过程,发病前有无发热、头痛,是否伴有呕吐、腹泻,是否有感觉及运动障碍等。

(一)发病方式

询问昏迷的发病过程、时间、起病急或缓。急性起病者多见于急性感染、颅脑外伤、急性脑血管病、中毒、触电等;亚急性起病则以代谢性脑病、放射伤、化学伤多见;起病缓慢者,常见于肝性脑病、尿毒症、颅内占位性病变、肺性脑病等;瞬时昏迷多见于癫痫大发作后和一过性脑供血不足。

(二)首发症状

首发症状是昏迷多提示颅内病变居多,若为疾病发展过程中逐渐发生则昏迷前必定有其他症状提供病因诊断。

(三)发病年龄和季节

年幼者,春季发病以流行性脑膜炎多见,夏秋季则常见于乙脑、中毒性菌痢等;青壮年以脑血管病为多。

(四)发病现场

应询问发病现场的环境情况,如有无农药瓶、安眠药瓶等。

(五)既往史

重点了解高血压、糖尿病、癫痫和心脑肝肾等重要脏器疾病史。

四、伴随症状

昏迷患者常伴有生命体征的不稳定,通过观察患者的伴随症状进行分析、鉴别。

1. **伴有呼吸改变** 如呼吸呈深而稍快的库氏呼吸可能是糖尿病或尿毒症所致的代谢性酸中毒;伴呼吸缓慢,是呼吸中枢受抑制的表现,可见于吗啡、巴比妥类药物、有机磷农药中毒及银环蛇咬伤等。

2. **伴有发热** 先发热后有意识障碍可见于重症感染性疾病,先有意识障碍后有发热可见于脑出血、蛛网膜下腔出血、巴比妥类药物中毒等。

3. **伴瞳孔改变** 如瞳孔散大可见于颠茄类、酒精、氰化物等中毒以及癫痫、低血糖状态;如瞳孔缩小可见于吗啡类、巴比妥类、有机磷农药等中毒。

4. **伴心动过缓** 可见于颅内高压征、房室传导阻滞,以及吗啡类、毒蕈等中毒。

5. **伴血压改变** 如高血压可见于高血压脑病、脑血管意外、肾炎等;如低血压可见于各种原因的休克。

6. 伴皮肤黏膜改变 有出血点、紫癜和淤斑等，可见于严重感染和出血性疾病；口唇呈樱桃红色提示一氧化碳中毒。

7. 伴脑膜刺激征 可见于脑膜炎、蛛网膜下腔出血等。

昏迷时间过长时要注意是否伴有：①呼吸道分泌物潴留，咳嗽反射减弱或消失，诱发肺部感染，可发生窒息；②肢体丧失自主运动，皮肤黏膜受压、红肿，发生压疮；肌肉失用性萎缩，关节功能障碍；③呕吐、瞳孔大小不等、对光反射消失，可能是并发脑疝。

五、实验室及特殊检查

（一）常规检查及生化检查

血、尿、便常规检查，血、尿生化检查，电解质测定，动脉血气分析，有助于内分泌及代谢性疾病、水电解质和酸碱平衡失调的诊断与鉴别；血培养检查有助于感染性疾病的诊断；怀疑中毒者，应进行尿、血中毒物测定及胃内容物分析。

（二）特殊检查

根据病情选择心电图、X线和B超检查。对疑有颅内病变者可根据需要选择脑电图、CT、磁共振及脑血管造影等检查。

第二节 昏迷患者的急救与护理

一、密切观察病情

1. 密切观察患者的生命体征、神志、瞳孔的变化、排泄物性质，注意有无瘫痪、脑膜刺激征、抽搐等伴随症状，并详细记录，随时分析病情，以便及时通知医师并做相应的护理。

2. 若出现体温急骤升高、脉搏减慢变弱、呼吸不规则、血压明显波动、瞳孔散大、对光反射消失，均提示病情严重，需及时通知医师并配合抢救。

二、保持呼吸道通畅

患者应采取平卧位，头偏向一边，或采取侧卧位，防止呕吐物被误吸入呼吸道。取下活动性义齿，及时清除口鼻分泌物。患者肩下垫高，使颈部伸展，防止舌根后坠阻塞气道。

准备配套的吸痰器，痰液较多者应及时吸痰，痰多有窒息可能或病情严重者，应做好气管切开及使用呼吸机的准备工作。

三、尿、便异常的护理

1. 对尿失禁患者可采用尿布、蓄尿袋，必须勤更换，会阴部应及时擦洗干净，防止尿路感染。

2. 长期尿潴留或尿失禁患者酌情留置导尿管，在护理过程中应定期开放，每4小时开放1次，防止膀胱失用性功能萎缩；每日更换引流袋1次，每周更换导尿管1次；观察导尿管是否通畅，记录尿量、尿色；意识恢复清醒后及时排除导尿管，诱导自主排尿。

3. 防止便秘　长期卧床的患者容易便秘，为了防止便秘，每日早晚给患者按摩腹部，保证每日大便1次。如有便秘者根据病情和医嘱给予灌肠剂，保持大便通畅，观察大便颜色和性状。大便失禁患者应注意做好肛门及会阴部卫生，涂保护性润滑油。

4. 在尿、便异常的护理中，应保持会阴部的清洁、干燥，保持床铺干燥、平整。

四、并发症的预防及护理

1. 预防呼吸道感染　每日口腔护理3~4次，有口腔溃疡时，可涂龙胆紫或锡类散；张口呼吸的患者，应把浸有0.9%氯化钠溶液的消毒纱布叠成三层盖在口鼻上，做好呼吸道的充分湿化；患者应每2小时翻身1次，同时拍其背部，并吸取分泌物；做到定期更换吸氧导管，以保持其清洁和畅通。患者长期卧床易发生坠积性肺炎，应密切观察患者体温、呼吸、痰的性质、量、颜色等变化，发现异常应及时与医师联系并采取相应护理措施。

2. 保持皮肤清洁，预防压疮

（1）昏迷患者因丧失自主运动，肢体受压时间过长，最易发生压疮，常见部位如骶尾部、股骨大转子、足跟、外踝等处。应定时翻身、按摩，每2小时翻身1次，必要时30分钟1次。翻身时动作要轻柔，避免拖、拉、推等动作，翻身后肢体关节应放置功能位置。对受压部位皮肤，放置气垫圈、棉垫。如发现皮肤红、肿、热，应及时采取措施。对肢体瘫痪者，应定时进行被动活动，以防止肌肉萎缩和关节强直。

（2）保持皮肤的清洁与干燥，每日用清水清洗1次，有大小便失禁、呕吐及出汗等患者应及时擦洗干净，保持床铺清洁干燥、平整、无碎屑。

知识链接

昏迷量表评估

格拉斯哥昏迷评分法（GCS），以睁眼（觉醒水平）、言语（意识内容）和运动反应（病损平面）三项指标的15项检查结果来判断患者意识障碍的程度，见表6-1。以上三项检查共计15分，最高分为15分，表示意识清楚；12~14分为轻度意识障碍；9~11分为中度意识障碍；8分以下为昏迷；分数越低则意识障碍越重。选评判时的最好反应计分。注意运动评分左侧右侧可能不同，用较高的分数进行评分。记录方式：GCS评分15分（4+5+6）。此表简单易行，比较实用。

表 6-1 GCS 评分法

评分项目	反应	评分
Ⅰ 睁眼反应	自动睁眼	4
	呼唤睁眼	3
	刺激引起睁眼	2
	任何刺激不睁眼	1
Ⅱ 语言反应	对人物、时间、地点定向准确	5
	不能准确回答以上问题	4
	胡言乱语、用词不当	3
	言语难辨	2
	无语言能力	1
Ⅲ 运动反应	能接指令动作	6
	对刺痛能定位	5
	对刺痛能躲避	4
	刺痛时肢体屈曲反应	3
	刺痛时肢体过伸反应	2
	对刺痛无任何反应	1
总分		

（3）昏迷患者不能自主进食，常出现营养不良，易诱发压疮。应给予高蛋白、高维生素等营养丰富的流质饮食，保证每日总热量的摄入，不能吞咽者给予鼻饲。鼻饲食物可为牛奶、米汤、菜汤、肉汤、果汁水，或将牛奶、鸡蛋、淀粉、菜汁等调配在一起制成稀粥状的混合物。每次鼻饲量 200~350ml，每日 4~5 次。鼻饲时，应加强患者所用餐具的清洗、消毒。

五、其他护理

1. 加强防护，防止坠床 躁动不安的患者应安装床挡，取得家属同意后必要时可使用约束带，防止患者坠床、摔伤。抽搐时用牙垫将上下牙隔开，避免舌咬伤。

2. 预防结膜、角膜炎 对眼睛不能闭合者，可给患者涂用抗生素眼膏并加盖湿纱布，以防结、角膜炎的发生。

六、昏迷的救护程序

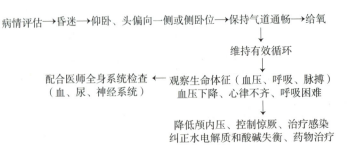

同步测试题

一、名词解释

1. 意识模糊
2. 昏迷

二、填空题

1. 临床上常把昏迷按程度不同分为_____、_____和_____三个阶段。
2. 格拉斯哥昏迷量表打分，正常人为_____分，_____分以下为昏迷。

三、简答题

1. 昏迷患者的体位如何选择？
2. 如何判断昏迷程度？
3. 对昏迷患者应采取哪些护理措施？

护考链接

1. 昏迷患者肩下垫高可避免
   A. 脑出血　　　　　　B. 气道阻塞　　　　　C. 尿潴留
   D. 下肢血栓　　　　　E. 头痛、呕吐
2. 对昏迷患者护理措施欠妥的是
   A. 密切观察生命体征
   B. 取平卧位头偏向一侧以防止误吸
   C. 对尿失禁者持续留置导尿
   D. 保持大便通畅以防用力排便导致颅内压增高
   E. 配备吸痰器、气管切开等抢救用物
3. 深昏迷时最主要的体征是
   A. 瞳孔对光反射消失　　B. 压眶反射迟钝　　　C. 病理反射阴性
   D. 角膜反射减弱　　　　E. 吞咽反射亢进
4. 为防止昏迷患者出现压疮及坠积性肺炎，应多长时间翻身一次
   A. 1 小时　　　　　　B. 2 小时　　　　　　C. 3 小时
   D. 4 小时　　　　　　E. 5 小时
5. 浅昏迷最有价值的体征是
   A. 对疼痛刺激有反应　　B. 角膜反射消失　　　C. 无吞咽反射
   D. 能执行简单的命令　　E. 瞳孔对光反射消失

6. 某脑梗死患者，处于睡眠状态，可被唤醒，醒后回答问题正确，去除刺激后又迅速入睡，应判断为
   A. 嗜睡　　　　　　　B. 昏睡　　　　　　　C. 昏迷
   D. 谵妄　　　　　　　E. 意识模糊

7. 某患者，无自主运动，今晨测体温时呼之不应，瞳孔对光反射存在，压迫眶上神经出现痛苦表情，此情况属
   A. 嗜睡　　　　　　　B. 昏睡　　　　　　　C. 浅昏迷
   D. 深昏迷　　　　　　E. 意识模糊

8. 郭先生，68岁，高血压病史25年。2小时前大便后突然人事不省，随即倒地而被送入院。目前对该患者的首要护理措施应是
   A. 密切观察生命体征　　　B. 定时更换体位
   C. 每天口腔护理2~3次　　D. 病后3日，如仍不能进食给予鼻饲
   E. 使其头偏向一侧，保持呼吸道通畅

第七章 休克患者的护理

 知识要点

1. 熟悉休克患者的护理评估。
2. 掌握休克患者的急救与护理。

休克（shock）是机体在受到一种或多种强烈的致病因素侵袭后，导致有效循环血量锐减、组织血液灌流不足所引起的以循环障碍、细胞代谢紊乱和功能受损为主要病理改变的综合征，是严重的全身性应激反应。休克本身不是一个独立的疾病，而是由多种原因导致的一个共同的病理生理过程，即有效循环血量相对或绝对不足及器官组织微循环的灌注障碍。

休克的典型表现是神志障碍、皮肤苍白或灰白、四肢湿冷、血压下降、脉压缩小、脉搏细数、发绀、少尿等。本病发病急骤、进展迅速、并发症严重。实践证明，若在休克早期，及时采取措施恢复有效的组织灌注，改善微循环，可限制细胞的损害程度和范围；及时纠正代谢紊乱，维护重要脏器功能，进行对因治疗并根据病情变化作相应处理，可很快缓解休克病情，反之，可发展到不可逆阶段而引起患者死亡。

第一节 休克患者的护理评估

一、健康史

引起休克的原因很多，临床上根据休克的病因、始动因素和血流动力学变化，对休克分别进行分类。

（一）按休克的病因分类

可分为低血容量性休克、感染性休克、过敏性休克、心源性休克及神经源性休克。

1. 低血容量性休克 ①失血如外伤导致肝脾破裂出血、各种损伤（骨折、挤压综合征）、大血管破裂（腹主动脉瘤破裂）及大手术；②体液丧失（剧烈呕吐、腹泻、烧伤）。

2. 感染性休克 由细菌及毒素作用所致。常继发于革兰阴性杆菌感染，如急性化脓性腹膜炎、绞窄性肠梗阻、败血症、急性化脓性胆管炎等（表 7-1）。

3. 过敏性休克 常由于接触、食入或注射某种致敏物质，如药物（青霉素）、注射血清制剂或疫苗、油漆、花粉、异体蛋白（鱼、虾、蟹）等。

4. 心源性休克 主要是由于心功能不全引起，常见于急性心肌梗死、急性心肌炎、心包填塞等。

5. 神经源性休克 常由于剧烈疼痛、严重的创伤、严重的脊髓损伤、麻醉平面过高等引起。

表 7-1 感染性休克的临床表现

临床表现	冷休克（低动力型）	暖休克（高动力型）
神志	躁动、淡漠或嗜睡	清醒
皮肤温度	湿冷或冷汗	温暖、干燥
皮肤色泽	苍白、发绀或花斑样发绀	淡红或潮红
脉搏	细速	慢、搏动清楚
脉压（mmHg）	<30	>30
尿量（每小时）	<25ml	>30ml

（二）按休克发生的始动因素分类

休克的始动因素主要是血容量减少导致有效循环血量下降，其次心脏泵血功能严重障碍及血液分布异常均可导致休克，据此，可分为低血容量性、心源性、心外阻塞性及分布性休克。

1. 低血容量性休克 血容量减少是其始动因素。如快速大量失血、大面积烧伤引起的大量血浆丢失、大量出汗、实质脏器破裂出血（肝、脾）等。

2. 心源性休克 心功能不全引起的心输出量减少是其始动环节。如大面积的心肌梗死，严重的弥漫性心肌病变（急性心肌炎）、严重的心律失常等。

3. 心外阻塞性休克 心外阻塞性疾病（缩窄性心包炎、心包填塞、肺动脉高压）引起的心脏后负荷增加是其始动因素。

4. 分布性休克 外周血管（主要是微血管）扩张所致的血容量扩大是其始动因素。大量血液淤积在外周血管致回心血量减少引起休克。导致血管扩张的因素有感染、过敏、剧烈疼痛、中毒、脑损伤等。

（三）按血流动力学特点分类

1. 低排高阻型休克 由于外周血管收缩致外周血管阻力增高，心输出量减少。低血容量性、心源性、创伤性和大多数（革兰阴性菌）感染性休克均属此类。由于外周血管收缩，致使皮肤温度降低，又称为冷休克。

2. 高排低阻型休克 由于外周血管扩张致外周血管阻力降低，心输出量正常或增加。部分（革兰阳性菌）感染性休克属此类。由于外周血管扩张，致皮肤温度升高，又称为暖休克。

临床上凡遇到严重损伤、大量出血、重度感染以及过敏患者和有心脏病史者，应考虑到并发休克的可能。通过询问患者的病因，检查患者病情如有无腹痛和发热、有无严重烧伤、损伤或感染等引起的大量失血和失液，询问患者发病后的救治情况等判断休克的类型及程度。

二、身体状况

通过对患者全身检查的评估和辅助检查结果，了解休克的严重程度并判断各重要器官的功能。

1. 症状与体征

（1）休克早期（微循环缺血期即缺血缺氧期）　临床表现为意识清楚，轻度兴奋或烦躁不安；面色苍白，多汗，皮肤湿冷；血压正常，舒张压可升高、脉压减小，心率加快；呼吸深而快；尿量减少。此期若处理得当，休克可很快得到纠正，否则，将发展进入休克期。

（2）休克期（微循环淤血期）　临床表现为烦躁不安或神情淡漠；全身皮肤由苍白转为淡红或发绀，四肢湿冷；血压可下降至60～80mmHg；呼吸急促，出现呼吸衰竭；尿量进一步减少或无尿，并出现代谢性酸中毒。

（3）休克晚期（微循环凝血期又称DIC）　临床表现为意识不清或昏迷；全身皮肤发绀、紫斑出现、四肢厥冷、冷汗；体温不升；脉细弱、血压甚低或测不到；呼吸微弱或不规则，呼吸衰竭，低氧血症，酸中毒；无尿；有呕血、便血等倾向，患者常继发心、肺、肾等器官功能衰竭。

2. 休克程度的判定　临床上将休克分为轻、中、重三度（表7-2）。

表7-2　休克程度的估计

程度	轻度	中度	重度
意识	清楚	淡漠	意识模糊，甚至昏迷
口渴	口渴	口渴明显	非常口渴
皮肤黏膜	苍白	苍白，发凉	显著苍白，肢端冰冷
血压	正常或稍高	70～90mmHg	60mmHg以下
脉搏	100次/分以下，有力	100～200次/分	难触及
尿量	正常	尿少	尿少或无尿
CVP	降低	明显降低	0
出血量估计	20%以下（800ml以下）	20%～40%（800～1600ml）	40%以上（1600ml）以上

3. 休克病因的判定　四种常见休克的临床鉴别见表7-3。

表 7-3　四种休克的鉴别

指标	低血容量性	感染性	心源性	神经性
肤色及肢端温度	苍白、发凉	有时红、暖	苍白、发凉	红润、温暖
外周静脉充盈度	萎陷	不定	收缩、萎缩	充盈良好
血压	↓	↓	↓	↓
脉率	↑	↑	↑或↓	正常或↓
尿量	↓	↓	↓	正常或↓
中心静脉压	↓	↑或↓	↑	正常
PaO_2	初期↑，晚期↓	↓	↓	正常
$PaCO_2$	↓	↑或↓	初期↓	正常或↓
pH	↓	↓	↓	不定
红细胞压积	↑或↓	正常	正常	正常

三、心理状况

休克患者病情危重，监护仪器设备及抢救措施繁多，现场气氛紧张，易使患者心理紧张而产生焦虑、恐惧心理。

四、实验室及其他检查

1. **血液检查**　可了解血液的情况，红细胞计数、血红蛋白值可提示失血情况。
2. **动脉血气分析**　可判断患者缺氧或肺功能状况。
3. **血清电解质测定**　可了解体液代谢和酸碱平衡失调的程度。
4. **中心静脉压（CVP）**　可反映血容量和心功能情况，可了解休克严重程度。
5. **DIC 测定**　疑有 DIC 时，测定血小板计数、凝血酶原时间、血浆纤维蛋白原含量以及 3P 试验，血小板低于 $80×10^9/L$，纤维蛋白原低于 1.5g/L，凝血酶原时间较对照延长 3 秒以上，结合临床表现可考虑 DIC。
6. **心电图检查**

第二节　休克患者的急救护理

一、积极配合治疗护理原发疾病

在尽快恢复有效血容量时，应协助找出病因，及时治疗护理引起休克的原发病。

二、一般护理

将患者安置在 ICU 或抢救室（图 7-1），保持通风良好，室温 22℃~28℃，湿度 70%，定时室内消毒，避免院内感染。多数休克患者因体温下降有畏寒表现，应注意保暖，可采用加盖棉被、毛毯、调节病室内温度等措施进行保暖。但不宜用热水袋、电热毯等方法提升患者体表温度，以避免烫伤及皮肤血管扩张加重休克。对高热的休克患者应予以物理降温，必要时按医嘱使用药物降温。此外，应注意及时更换被汗液浸湿的衣、被等，做好患者的皮肤护理和保持床单清洁、干燥。失血性休克患者常需快速大量输血,但若输入低温保存的库存血易使患者体温降低,故输血前(尤其冬季)应注意将库血置于常温下复温后再输入。

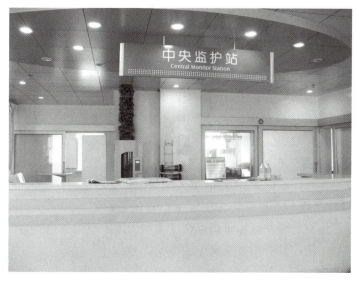

图7-1 ICU

三、密切监测病情

1. 观察生命体征、意识等变化 病情危重时每15分钟记录1次,根据休克情况,定时测体温、血压、脉搏、呼吸。脉率变化较早,常常在血压变化之前就出现脉搏加快。当脉率恢复提示休克好转趋向。常用脉率/收缩压(mmHg)计算休克指数,帮助判断休克的有无及轻重。指数为0.5提示无休克;1.0~1.5提示有休克,>2.0提示休克严重。待病情稳定后,每30分钟~1小时记录1次。观察面唇色泽、肢端皮肤颜色、温度及尿量变化,患者意识变化可反映脑组织灌流情况,若患者从烦躁转为平静,淡漠迟钝转为对答自如,提示病情好转。皮肤色泽、温度可反映体表灌流情况,若患者唇色红润、肢体转暖,则提示休克好转。定时监测体温、脉搏、呼吸、血压及CVP变化。

2. 监测重要脏器的功能 注意观察出血现象,快速补液时应注意有无肺水肿及心力衰竭的表现,发现异常应及时处理。

四、补充血容量的护理

1. 建立静脉通道 应迅速建立两条以上静脉输液通道,一条保证快速输液迅速扩容,另一条保证各种药物按时输入。若周围血管萎陷或肥胖患者静脉穿刺困难时,应立即行中心静脉穿刺插管,并同时监测CVP。注意输液速度,根据病情需要,一般应掌握先快后慢的原则,既要保证尽快补足有效血容量,又要防止输液过快引起或加重心力衰竭,尤其是老年人及心功能减退者。

2. 合理补液 根据心、肺功能、失血、失液量、血压及CVP值调整输液量和速度。若血压及中心静脉压均低时,提示血容量严重不足,应予以快速大量补液;若血压降低而中心静脉压升高,提示患者有心功能不全或血容量超负荷,应减慢速度,限制补液量，以防肺水肿及心功能衰竭。

常用的液体有晶体液和胶体液两种，常用的晶体液有生理盐水、林格乳酸液、5%葡萄糖氯化钠液、高渗氯化钠溶液；胶体液有全血和血浆成分、右旋糖酐、白蛋白、羟乙基淀粉。

抗休克通常先快速输入晶体液，如平衡盐溶液、生理盐水等，以疏通微循环，增加回心血量和心搏出量。后输胶体液，如全血、血浆、白蛋白等。针对低血容量性休克患者，补液应首选晶体液，力争在短时间内恢复有效循环血量。一般开始快速输入林格乳酸液1000~2000ml。若患者在快速输入2500ml晶体液无反应时，应予输全血或血液成分。轻度休克时可输注浓缩红细胞，中、重度休克时应输注全血。

3. 准确记录出入量　在抢救休克过程中，应有专人准确记录输入液体的种类、数量、时间、速度等，并详细记录24小时出入液量以作为后续治疗的依据。

4. 监测尿量与比重　留置尿管并测定每小时尿量，如>30ml/h，说明肾脏血液灌流得到改善，提示休克好转。尿比重还可帮助鉴别少尿的原因是血容量不足还是肾衰竭引起的，对指导临床治疗具有重要意义。

五、改善组织灌注，维持有效的气体交换

1. 体位　将患者置于仰卧中凹位，即头和躯干抬高20°~30°，下肢抬高15°~20°，以利膈肌下移促进肺扩张，并可增加肢体回心血量，改善重要内脏器官的血供。

2. 使用抗休克裤　医用抗休克裤是通过充气压迫外周血管床，增加外周血管阻力和促进静脉血液回流而使血压升高。休克纠正后，为避免气囊放气过快引起低血压，应由腹部开始缓慢放气，并每15分钟测量血压1次，若发现血压下降超过5mmHg，应停止放气并重新注气。

知识链接

抗休克裤

抗休克裤利用充气加压原理研制而成。用它来处理失血性休克及其他原因引起的休克及制止腹内和下肢活动性出血等方面，显示出它独特的功效，成为院前和医院急救复苏中不可缺少的装备，近20年来在世界范围得到了广泛应用。

使用方法：使用时将其打开，从患者的侧身垫入身后，将腹部片及双下肢片分别包裹腹部和双下肢。上缘必须达到剑突水平，以便充气发挥其作用，下缘可连踝部。充气方法可用口吹，或用打气筒或氧气瓶充气。囊内压力一般在5.33kPa，可显示明显效果。使用时应注意以下几点：①由熟悉休克的医务人员来决定使用；②穿着要正确，经常监测神志、血压、脉搏、呼吸、瞳孔的情况和囊内压的变化；③有条件时，一面穿裤打气，一面输血、输液；④解除抗休克裤时加快输血、输液，以免血压骤降重陷休克。较长时间穿抗休克裤时，应适当降低气压，并适量输入5%碳酸氢钠以防酸中毒。

3. 用药的护理

（1）**监测浓度和速度** 血管活性药物必须在补足血容量的基础上使用，否则可使有效循环血量减少，应从低浓度、低速度开始，并用心电监护仪每5~10分钟监测1次血压，血压平稳后每15~30分钟测1次。根据血压测定值调整药物浓度和滴速，以防血压骤升或骤降引起不良后果。

（2）**严防药液外渗** 静脉滴注去甲肾上腺素时，切忌漏到皮下，防止造成局部组织坏死，若发现注射部位红肿、疼痛，应立即更换注射部位，并用0.25%普鲁卡因封闭穿刺处，以免发生皮下组织坏死。

（3）**药物的停止使用** 血压平稳后，应逐渐降低药物浓度，减慢速度后撤除，以防突然停药引起不良反应。

（4）**其他** 对于有心功能不全的患者，遵医嘱给予毛花苷C（西地兰）等增强心肌功能的药物，用药过程中，注意观察患者心率变化及药物的副作用。

4. 维持有效的气体交换

（1）**改善缺氧状况** 多采用鼻导管或面罩给氧，氧流量为4~6L/min，氧浓度为37%~45%，以提高肺静脉血氧浓度。严重呼吸困难者，应协助医师行气管插管或气管切开，尽早使用呼吸机辅助呼吸。

（2）**监测呼吸功能** 密切观察患者的呼吸频率、节律、深浅度及面唇色泽变化，动态监测动脉血气，了解缺氧程度及呼吸功能。若发现患者呼吸频率>30次/分或<8次/分，提示病情危重；若患者出现进行性呼吸困难、发绀、氧分压<8kpa（60mmhg），吸氧后无改善，则提示已出现呼吸衰竭或ARDS，应立即报告医师，积极做好抢救准备和协助抢救。

（3）**避免误吸、窒息** 对昏迷患者，应将其头偏向一侧，以防舌后坠或呕吐物、气道分泌物等误吸引起窒息。有气道分泌物或呕吐物时应及时予以清除。

（4）**维持呼吸道通畅** 在病情允许的情况下，鼓励患者定时做深呼吸，协助拍背并鼓励其有效咳嗽、排痰；对气管插管或气管切开者应及时吸痰；定时观察患者的呼吸音变化，若发现肺部湿啰音或喉头痰鸣音时，及时改善缺氧状况。

六、防治感染、预防并发症的护理

休克时机体处于应激状态，患者免疫力功能下降，抵抗力减弱，容易继发感染，应注意预防。严重感染患者应及时予以控制感染。

1. 防治感染 ①严格按照无菌技术原则执行各项护理操作；②遵医嘱合理应用有效抗菌物；③避免误吸，对于神志淡漠或昏迷患者，头偏向一侧，及时清除呼吸道分泌物和呕吐物等，以防误吸导致肺部感染。鼓励患者定时深呼吸，定时翻身、拍背并协助患者咳嗽、咳痰，及时清除呼吸道分泌物，必要时每日3次采用糜蛋白酶稀释液做雾化吸入，以利痰液稀释和排出。

2. 预防并发症 ①按常规加强留置尿管的护理，预防泌尿道感染；②有创面或伤口者，注意观察，及时清洁和更换敷料，保持创面或伤口清洁干燥；③做好口腔护理；④预防压疮，病情允许时，为患者每 2 小时翻身、拍背 1 次，按摩受压部位的皮肤，预防压疮的发生。

七、心理护理

各项抢救工作应忙而不乱，准确有序进行，给患者安全感，待病情好转后，及时做好安慰工作，使患者树立战胜疾病的信心，主动配合治疗，保证抢救工作的顺利进行，取得较好的抢救效果。

同步测试题

一、名词解释

1. 休克
2. 休克指数

二、填空题

1. 按休克的病因把休克分为 _____、_____、_____、_____ 和 _____ 五类。
2. 按微循环改变可将休克分为 _____、_____ 和 _____ 三期。
3. 休克时将患者置于 _____ 位，即头和躯干抬高 _____ 度，下肢抬高 _____ 度，以利膈肌下移促进肺扩张，并可增加肢体回心血量，改善重要内脏器官的血供。

三、简答题

1. 简述休克的护理要点？
2. 简述低血容量性休克、感染性休克、心源性休克、神经源性休克四种常见休克的鉴别？
3. 简述休克患者补充血容量的护理？

护考链接

1. 休克患者应用血管活性药物时首先注意
    A. 滴速均匀
    B. 每 30 分钟测 P、R、BP 一次
    C. 滴注缩血管药物时切忌漏到皮下
    D. 从高浓度、慢速度开始

E. 血管活性药物必须在血容量补足前提下使用
2. 休克早期的临床表现是
　　A. 表情淡漠　　　　　　　B. 发绀、四肢厥冷　　　C. 血压下降，脉速
　　D. 脉压小，尿量减少　　　E. 采血时血液黏稠易凝血
3. 休克时患者的体位应处于
　　A. 头低足高位　　　　　　B. 平卧头低位　　　　　C. 半卧位
　　D. 中凹卧位　　　　　　　E. 侧卧位
4. 休克早期的血压变化是
　　A. 收缩压降低，脉压变小　　　B. 收缩压在正常范围，脉压变小
　　C. 收缩压降低，脉压变大　　　D. 舒张压在正常范围，脉压变小
　　E. 收缩压和舒张压均下降
5. 休克的主要致死原因是
　　A. 心功能衰竭　　　　　　B. 肺间质水肿　　　　　C. DIC
　　D. 肾小管坏死　　　　　　E. 多系统器官功能衰竭（MSOF）
6. 出血性休克的首要护理措施是
　　A. 配血备血、定血型　　　B. 备齐一切抢救用物　　C. 迅速建立静脉通路
　　D. 按医嘱应用止血药　　　E. 高流量氧气吸入
7. 治疗休克最基本的措施是
　　A. 应用血管活性药物　　　B. 扩充血容量　　　　　C. 应用抗生素
　　D. 应用强心药　　　　　　E. 纠正酸中毒
8. 下列关于休克护理不妥的是
　　A. 平卧位　　　　　　　　B. 常规吸氧　　　　　　C. 保暖，给电热毯
　　D. 观察每小时尿量　　　　E. 每15分钟测血压、脉搏一次
9. 弥散性血管内凝血最早出现的征兆是
　　A. 皮肤淤点或紫斑　　　　B. 护士抽血化验时，血液不易抽出
　　C. 针孔渗血不止　　　　　D. 凝血酶原时间延长
　　E. 血浆鱼精蛋白凝试验阳性
10. 赵先生，50岁，因"急性化脓性梗阻性胆管炎"急诊入院，寒战，体温骤升至41℃，脉搏120次/分，血压85/65mmHg，其休克类型为
　　A. 感染性休克　　　　　　B. 低血容量性休克　　　C. 心源性休克
　　D. 神经性休克　　　　　　E. 过敏性休克
11. 孙先生，工作中出现意外，双下肢及胸腹部烧伤6小时，血压60/40mmHg，中心静脉压4cmH$_2$O，尿量12ml/h，表明该患者存在
　　A. 血容量过多　　　　　　B. 左心衰竭　　　　　　C. 血容量严重不足
　　D. 右心衰竭　　　　　　　E. 肾功能不全
12. 王女士，在肌注青霉素时出现了过敏性休克，其基本病理变化是
　　A. 血压下降　　　　　　　B. 脉压减小　　　　　　C. 尿量减少

D. 中心静脉压下降　　　　　　E. 有效循环血量锐减

13. 郝先生，因急性腹膜炎收入院，2小时后出现休克，患者休克属于
    A. 低血容量性休克　　　B. 创伤性休克　　　C. 感染性休克
    D. 心源性休克　　　　　E. 过敏性休克

14. 李先生，50岁，因车祸发生脾破裂，就诊时血压60/30mmHg，脉搏130次/分，患者烦躁不安，皮肤苍白，四肢湿冷，不正确的护理措施是
    A. 吸氧，输液　　　　　B. 置热水袋保暖　　C. 平卧位
    D. 测每小时尿量　　　　E. 测中心静脉压

15. 万女士，50岁，因车祸腹部撞伤2小时，就诊时血压70/60mmHg，脉搏120次/分，烦躁不安，皮肤黏膜发绀，全身多处出现淤点和淤斑，四肢湿冷，腹穿有不凝固的血液抽出。患者皮肤黏膜出现淤斑的原因是
    A. 弥散性血管内凝血（DIC）　B. 小血管痉挛　　C. 小血管过度扩张
    D. 酸中毒　　　　　　　E. 急性心功能衰竭

16. 李先生，因感染性休克入院，下列对于感染性休克的患者哪种护理措施不妥
    A. 保暖　　　　　　　　B. 取中凹卧位　　　C. 建立静脉通道
    D. 头部置冰帽，四肢冰水敷擦　E. 监测血压

17. 脾破裂大出血可引起
    A. 心源性休克　　　　　B. 过敏性休克　　　C. 低血容量性休克
    D. 神经源性休克　　　　E. 感染性休克

18. 刘女士，因休克收入院，休克病情变化最简便、有效的指标是
    A. 生命体征　　　　　　B. 神志　　　　　　C. 皮肤色泽与肢端温度
    D. 中心静脉压　　　　　E. 尿量

（19～20题共用题干）

林先生，50岁。因车祸发生脾破裂，急诊入院。T36.2℃，BP 60/50mmHg，P 120次/分，R 26次/分，患者烦躁不安，口渴，皮肤苍白，多汗，四肢湿冷。

19. 该患者的表现提示其处于
    A. 休克早期　　　　　　B. 休克期　　　　　C. 休克晚期
    D. DIC　　　　　　　　E. 多器官功能衰竭

20. 该患者的休克指数
    A. <0.5　　　　　　　　B. 0.5～1.0　　　　C. 1.0～1.5
    D. 2.0　　　　　　　　E. >2.0

第八章 常用急救技术与护理

> **课堂互动**
> 1. 了解机械通气技术的概述及适应证和禁忌证。
> 2. 气管内插管术、气管切开术、动静脉穿刺置管术的适应证和禁忌证。
> 3. 掌握气管内插管术、气管切开术的操作方法及护理、心脏电除颤、外伤止血、包扎、固定与搬运的操作方法及护理。

第一节 机械通气技术及护理

一、概述

机械通气是在患者正常呼吸或氧合功能出现障碍时,用人工方法或机械装置代替、控制或改变自主呼吸运动,给予患者呼吸支持,恢复有效通气并改善氧合的一种通气方式。机械通气是呼吸支持的一种手段,通过机械方法建立肺泡-气道外口压力差从而实现人工通气。运用器械增加通气量,改善肺气体交换,纠正急性呼吸性酸中毒,纠正低氧血症;降低呼吸功耗、缓解呼吸肌疲劳,从而缓解呼吸窘迫;防止肺不张,稳定胸壁,避免进一步肺损伤;为安全使用镇静和肌松剂提供通气保障。为抢救争取时间及条件,最终目的是使患者恢复有效的自主呼吸。

机械通气装置包括口含管、面罩、喉罩、气管插管、气管切开造口管等。而面罩、气管插管、气管切开造口置管是最常见的。

二、适应证和禁忌证

(一)适应证

1. 急、慢性呼吸衰竭。
2. 肺部疾病。COPD、ARDS、重症哮喘、间质性肺病、肺炎、肺栓塞等。
3. 严重的胸部疾患或呼吸肌无力。
4. 脑部炎症、脑血管意外、外伤、外科术后、肿瘤、药物中毒、毒蛇咬伤等所致呼吸中枢失调。

5. 心脏骤停复苏术后。

6. 需使用呼吸机进行治疗者。

（二）禁忌证

随着通气技术的不断发展，机械通气无绝对禁忌证，相对禁忌证如下：

1. 重度肺大泡或肺囊肿患者。
2. 未行引流或减压的气胸、大量胸腔积液及纵隔气肿者。
3. 大咯血或严重误吸引起窒息者。
4. 急性心肌梗死、左心衰竭者。
5. 低血容量性休克者。

三、操作方法

1. 操作人员洗手，戴口罩，准确核对患者信息，评估患者情况。
2. 将用物携至床旁，和患者及家属做好沟通。
3. 简易人工呼吸器

（1）开放气道，清除上呼吸道分泌物和呕吐物，有义齿者取出义齿，打开患者气道（标准：下颌角和耳垂连线与患者身体的长轴垂直）。松解患者衣领，操作者站于患者头侧。

（2）连接面罩、呼吸囊及氧气，调节氧气流量8~10L/min。

（3）将面罩罩住患者口鼻，以不漏气为宜。头带固定面罩，若气管插管或气管切开患者使用简易呼吸器，应先将痰液吸净。

（4）挤压呼吸囊的方法：操作者一手打开气道及固定面罩，另一手挤压呼吸囊（成人：10~12次/分；儿童：12~20次/分；新生儿：40~60次/分；潮气量：500~600ml或6~7ml/kg；每次挤压气囊要持续1秒钟）。

（5）使用时注意潮气量、呼吸频率、吸呼比等。一般潮气量8~12ml/kg，呼吸频率成人为12~16次/分，小儿为10~12次/分，快速挤压气囊时，应注意气囊的频次和患者呼吸的协调性。在患者呼气与气囊膨胀复位之间应有足够的时间，避免在患者呼气时挤压气囊，吸呼时间比成人一般为1:1.5~2。

4. 人工呼吸机

（1）备齐用物，携带至患者床旁，核对后协助患者取去枕仰卧位。

（2）解开束缚患者的衣领、腰带，清除上呼吸道的分泌物、呕吐物，如有活动义齿应取下。

（3）根据病情选择通气方式，调节各预置参数，由低到高，逐步调节，初始EPAP 4cmH_2O，IPAP 8~10cmH_2O 或 CPAP 5cmH_2O，经过5~20分钟逐步增加至合适的水平。

（4）连接呼吸机与患者气道，方法包括面罩连接法、气管插管连接法和气管套管连接法三种。要求连接紧密，不漏气。

（5）启动机器，检查呼吸机性能。设定潮气量：成人 8~10ml/kg，小儿 10~12ml/kg。呼吸频率：成人 12~16 次/分，小儿 20~25 次/分。呼吸压力：成人 12~20cmH$_2$O，小儿 8~20cmH$_2$O。呼吸比：一般 1∶1.5~2.0，氧浓度：一般从 30% 开始，根据氧分压调节，长时间通气时不宜超过 50%。对气道分泌物较多，痰液黏稠的患者加用湿化器，对躁动患者考虑用镇静剂，但对 COPD 患者原则上禁用镇静剂。

（6）呼吸机工作后，应密切观察通气效果。呼吸困难症状缓解，可见较明显的胸廓起伏，呼吸音清晰，呼吸频率及心率减慢，SpO$_2$ 及血气指标改善。

四、护理

1. 病情观察 密切观察意识状态、皮肤、呼吸、体温、血压及尿量。还应注意胸部体征、血气的监测。

2. 呼吸机的监测 包括检查机器故障的一般规律，气囊的检查，气道压力的观察，通气量的监测和氧浓度的监测。

3. 常规护理

（1）*制订翻身计划* 每 2 小时翻身 1 次，给予患者舒适卧位，常选用半坐卧位。

（2）*口腔护理* 应用 2% 碳酸氢钠、3% 过氧化氢液及生理盐水进行口腔护理，2~3 次/天，注意观察有无口腔感染、黏膜溃疡等。

（3）*鼻饲护理* 进行鼻饲前，应先吸净痰液，抬高床头 45°角或取半坐位，抽吸胃液观察消化情况，如未消化，暂不喂食。鼻饲速度要缓慢均匀，最好使用鼻饲泵，速度 30~40ml/h，鼻饲液温度约为 35°。进食 30 分钟内应避免吸痰，以免引起反流导致吸入性肺炎。

4. 感染的预防及护理 为减少病室内空气的细菌数，除经常通风外，还应尽量减少人员走动。严格无菌操作，正确使用抗生素。

5. 主要并发症的护理

（1）*通气不足* 常由分泌物排出不畅或气道阻塞、漏气、呼吸机调节压力过低、患者发热等因素引起，严重时可导致呼吸衰竭。应及时根据患者表现及各项指标，适当调整呼吸机参数。

（2）*通气过度* 常由患者本身因素如缺氧、疼痛、代谢性酸中毒等或机械通气压力过高引起，应分析患者产生通气过度的原因，尽可能去除影响因素，根据血气分析情况及时调整潮气量及呼吸频率等。

（3）*肺部气压伤* 常由气道压力过高或潮气量过大引起。表现为肺间质水肿、皮下气肿、纵隔气肿、气胸等，严重者可致死。应限制通气压力，发生气胸应立即行胸腔闭式引流。

（4）*呼吸道感染* 应用呼吸机可使呼吸道防御功能下降，易导致感染。应严格无菌操作，避免气道损伤，选用有效的抗生素。

（5）*循环功能障碍* 胸腔内压增加导致回心血量减少，从而使心输出量下降可发生低血压，甚至休克。应保证通气最低气道压力，适当补充血容量，必要时可选用血管活性药。

6. 健康教育 加强交流与沟通，做好健康教育。

第二节 气管内插管术

气管插管是抢救心跳呼吸骤停患者的一项重要措施。它主要用于清除呼吸道分泌物，维持气道通畅，减少气道阻力，有利于减少呼吸道解剖无效腔，保证有效通气量，为给氧加压人工呼吸及气管内给药提供了条件。临床多用于全身麻醉手术及呼吸衰竭、心脏骤停的复苏抢救。

一、适应证与禁忌证

（一）适应证

1. 呼吸、心脏骤停者。
2. 各种全麻或静脉复合麻醉手术者。
3. 呼吸功能不全或呼吸困难综合征，需行人工加压给氧或辅助呼吸者，如顽固性支气管痉挛或肺水肿。
4. 颌面部、颈部等部位大手术，呼吸道难以保持通畅者。
5. 新生儿窒息。
6. 呼吸道分泌物不能自行咳出，影响通气，需行气管内吸引者。
7. 重症患者处于半昏迷、昏迷状态，PaO_2 持续低于 70~80mmHg，$PaCO_2$ 高于 40~50mmHg。

（二）禁忌证

1. 喉头水肿、急性气道炎症、喉头黏膜下血肿、插管创伤引起的严重出血。
2. 喉部烧伤、肿瘤或异物存留者。
3. 主动脉瘤压迫气管者。
4. 下呼吸道分泌物难以从插管内清除者。
5. 颈椎有骨折或脱位者。

二、操作方法及护理

（一）操作方法

1. 用物准备

（1）**喉镜** 有成人、儿童、幼儿三种规格，镜片有直、弯两类型。常用为弯形片，它在暴露声门时不必挑起会厌，可减少对迷走神经的刺激。

（2）**气管导管（带套囊）** 有橡胶管和塑料管两种，其长度及粗细要根据具体情况选择。经口插管时，成年男子一般用 8~9 号，女子用 7~8 号，经鼻插相应小 1 号，且不带套囊。14岁以下儿童按以下公式选择：导管号数=（年龄+18）/4。

（3）**导管管芯** 可用铜丝。长度要适当，以插入导管后其远端距离导管开口0.5~1cm为宜。

另备牙垫、喷雾器（内装1%丁卡因或其他局麻药）、10ml注射器及注气针头、血管钳、宽胶布、消毒凡士林、听诊器、吸引器、衔接管、吸痰管、人工呼吸机或简易呼吸器、麻醉机等。

2. 麻醉 静脉诱导插管法：常用药有2.5%硫喷妥钠、羟乙酸钠、安定及芬氟合剂等，可以配合肌松药如琥珀胆碱做快速插管或加表面麻醉插管。

清醒插管：患者清醒或给予适量镇静及催眠药的状态下，施行完善的表面麻醉，然后插管。适用于呼吸道不完全性梗阻、张口障碍等特殊情况的患者。

3. 插管步骤 插管可经口或鼻腔的途径，采用喉镜明视或盲探插入导管，而以经口腔明视插管最常用，特殊情况可通过气管造口插管，近年来又开展光导纤维喉镜插管。

（1）**经口明视插管法** ①体位：患者仰卧，颈上抬使头后仰，保持患者口、咽、气管基本位于一条轴线，此为插管操作的标准头位。②开口：术者站于患者头侧，用右手拇指将患者下唇及下颌推开，示指向上抵住上门齿，使嘴张开并保持。③暴露会厌：待患者口完全张开后，操作人员将带照明的喉镜呈90°角倾向喉头，镜柄偏右，顺右侧舌缘插入，并将患者舌体轻轻推向左侧。镜片抵咽喉部后，使左偏镜柄转至正中位，此时可见到悬雍垂（此为暴露声门的第一标志），然后顺舌背将喉镜片稍作深入至舌根，稍稍上提喉镜，即可看到会厌的边缘（此为暴露声门的第二标志）。④暴露声门：看到会厌边缘后，如用弯形喉镜片，可继续稍作深入，使喉镜片前端置于会厌与舌根交界处，然后上提喉镜即可看到声门，如喉头张开不全时，可由助手把环状软骨部或上气管从皮外向下强压，即可看清。声门颜色为白色，在声门下方为鲜红色并关闭的食管黏膜，透过声门可以看到暗黑色的气管。⑤插入导管：暴露声门后，右手拿气管导管（其头端事先涂好凡士林润滑），将其前端对准声门，在患者吸气末（声门开大时），顺势轻柔地将导管插入，导管插过声门1cm左右，迅速拔除管芯，将导管继续旋转深入气管，成人约4cm，小儿约2cm左右。⑥确认插管位置：在气管导管旁塞牙垫后退出喉镜，操作人员将耳凑近导管外端，感觉有无气体进出。若患者已呼吸停止，可用嘴向导管内吹入空气或用呼吸囊进行挤压，同时观察胸部有无起伏运动，用听诊器试听两肺呼吸音，注意是否对称。如呼吸音两侧不对称，原因可能为导管插入深度过多，进入一侧支气管所致，此时可将导管稍稍退出，直至两侧呼吸音对称。⑦固定：确定导管已插入气管后，将导管和牙垫用胶布妥善固定。⑧气管充气：用注射器向气管导管前端的套囊注入适量空气（一般注入3~5ml），以不漏气为准。用血管钳关闭气囊管。套囊充气可使气管导管与气管壁密闭，以免机械呼吸器在向肺内送气时漏气，也可防止呕吐物、分泌物等倒流至气管内。⑨吸引：用吸痰管向气管导管试吸分泌物，了解呼吸道通畅情况。

（2）**经鼻明视插管法** 当患者存在张口困难，或口腔内插管妨碍其他手术进行时，可用此法。插管前仔细检查患者鼻腔有无鼻中隔偏歪、息肉及纤维瘤等异常现象。选好合适的鼻孔，选好导管（不带气囊），头端涂抹凡士林，向插管侧鼻孔滴入少量液状石蜡。患者取仰卧位，头部后仰，操作人员将导管与患者面部呈垂直方向插入鼻孔，沿下鼻道经鼻底部出鼻后孔，至咽喉腔。插入导管深度相当于鼻尖至耳垂长度时，用喉镜暴露声门，右手继续将导管深入，使其进入声门。如有困难，可用插管钳夹持导管前端并挑起，然后由助手将导管送入。其他步骤同经口插管法。

(3) 经鼻盲探插管法　适用于张口困难、喉镜无法全部置入口腔的患者。右手持导管经鼻腔插入，出鼻后孔后，根据导管内呼吸气流声音的强弱、有无来判断导管口与声门之间的距离，导管口越正对声门，气流声音越响。

操作方法：用左手调整头位，右手调整导管口的位置，同时将耳贴近导管口，倾听气流声响。左手托住患者枕部，将头稍稍抬起前屈。当患者呼气时，左手推动患者的枕部，在导管内便可听到最清晰的管状呼吸音，右手将导管推入。进入气管后导管推进时的阻力减弱，导管内有气体呼出；如果导管阻力减退后呼吸气流声中断，为将导管误插入食管，可能为头部前屈过度所致，应将头向后稍仰，退出导管少许，使导管尖端上翘对准声门，继续插入。如导管推进时有阻力，为导管前端触到会厌与舌根之间或真假声带之间，可能因为头后仰过度、导管弯曲度太大或导管方向偏斜所致，应及时找出原因进行调整；如果一侧鼻孔反复插管不成功，可换另一侧鼻孔，也可让患者张口，用插管钳或弹性带子套住导管前部（带子两头均露出口外），将导管提起，使导管弯度加大，缓慢插入。

4. 并发症

(1) 插管操作技术不规范或动作粗暴，可致牙齿损伤或脱落，口腔、咽喉部和鼻腔的黏膜损伤出血，甚至下颌关节脱位等。

(2) 浅麻醉下行气管内插管可引起剧烈呛咳、喉头及支气管痉挛；心率增快及血压剧烈波动而导致心肌缺血。严重的迷走神经反射可导致心律失常，甚至心跳骤停。预防方法有：适当加深麻醉，插管前行喉头和气管内表面麻醉，应用麻醉性镇痛药或短效降压药等。

(3) 气管导管内径过小，可使呼吸阻力增加；导管内径过大，或质地过硬都容易损伤呼吸道黏膜，甚至引起急性喉头水肿或慢性肉芽肿。导管过软容易变形，或因压迫、扭折而引起呼吸道梗阻。

(4) 导管插入太深可误入一侧支气管内，引起通气不足、缺氧或术后肺不张。导管插入太浅时，可因患者体位变动而意外脱出，导致严重意外发生。因此，插管后及改变体位时应仔细检查导管插入深度，并常规听诊两肺的呼吸音。

(二) 护理

1. 插管后应随时检查导管是否通畅，有无扭曲。留管时间不宜过长，以免引起喉头损伤或水肿，插管超过 72 小时病情不好转者，应行气管切开术。

2. 套囊应定时充气与放气。为防止气囊长期压迫气管黏膜引起缺血坏死，应 4~6

小时放气 1 次，每次 5~10 分钟再注入，放气前应吸尽口腔的分泌物。

3. 插管后，应定时翻身、叩背、吸痰、遵医嘱雾化及抗感染治疗，以保持呼吸道通畅。及时有效的吸痰是保持呼吸道通畅的关键，吸痰时，注意无菌操作，吸痰动作要轻柔，吸痰管插入深度应超过气管插管的内口的 2~3cm，每次吸痰持续时间不得超过 15 秒，如果一次不能吸引干净，应间隔一段时间再重复进行，如此反复多次，直至吸净为止。

4. 随时观察导管固定情况，防止脱出。

5. 定时测定插管深度及气囊压力并记录，监测血氧饱和度、心率、血压及血生化指标。

6. 防止或减轻肺部感染，加强口腔护理，保持鼻腔、口腔清洁。

7. 对气管插管者，于拔管前充分湿化气道，叩背，吸引鼻腔、口咽部分泌物，放空气囊，再充分吸尽气道内分泌物，嘱患者深呼吸，吸气时将导管拔出，也可在拔管时将吸痰管插入导管内，以便边拔管边吸痰，必要时再行鼻、口腔吸引、吸氧及雾化吸入。

第三节　气管切开术

气管切开是用于危重患者开放气道的一项抢救技术，气道阻力和通气无效腔较小，可保证有效通气，便于清除气道分泌物、气管内给药、加压给氧等。

一、适应证和禁忌证

（一）适应证

1. 上呼吸道梗阻所致呼吸困难，如双侧声带麻痹等。
2. 喉部疾病致狭窄或阻塞不能进行气管插管者。
3. 预期或需要长时间应用呼吸机辅助呼吸者。
4. 预防性气管切开。如头、颈、口腔手术、严重创伤等防止血液流入下呼吸道或气管水肿引起窒息者。
5. 下呼吸道分泌物阻塞，无法自行咳出者或有气管异物者。
6. 减少气道无效腔，利于呼吸机辅助通气支持者。

（二）禁忌证

1. 气管切开部位以下病变引起的呼吸道梗阻者。
2. 严重凝血功能障碍或有明显出血倾向者。

二、操作方法

1. **体位**　患者取仰卧位，肩部垫一小枕，使头部后仰并固定于正中位，下颏、喉结、胸骨切迹在一条直线上，此时气管向前突出接近皮肤。患者若为小儿，需另一人固定其头部,避免操作中出现移动。呼吸困难严重患者不能仰卧时,可取半卧位,头略向后仰。

2. 麻醉 颈部皮肤常规消毒,范围上自甲状软骨下缘,下达胸骨上窝,行浸润麻醉,铺无菌巾。若为昏迷、危重或窒息无知觉患者,也可不进行麻醉。

3. 切开皮肤及游离组织 多采用纵切口,操作人员左手拇指、中指固定患者甲状软骨,示指置于环状软骨上方,右手持刀在颈前正中线上,自环状软骨到胸骨上窝上约 1~1.5cm 处,做一 3~5cm 长的切口。游离皮下组织、肌肉、显露气管。皮肤切口要保持在前正中线上,防止损伤颈部两侧大血管引起出血。

4. 切开气管 气管切开部位是 2~4 气管软骨环,用尖刀片自下向上挑开 2 个气管环,进刀勿深,忌用力过猛,以防穿透气管后壁进入食管,造成气管食管瘘。严禁切断第 1 气管软骨环和环状软骨,以免引起喉狭窄。撑开切口,吸出气管内分泌物及血液等。

5. 置入气管套管并固定 插入大小合适的气管套管,外管置入后立即取出管芯,将套管的带子绑于颈后并固定。视切口大小决定是否缝合。置一块纱布于切口与套管之间。观察有无分泌物、出血、皮下气肿等并行相应处理。

三、护理

(一)术前护理

协助医师准备术前物品,如气管切开包、气管插管、氧气、负压吸引器、手术灯、麻醉药品、敷料等。必要时告知患者禁食。

(二)术后护理

患者卧床休息,给以易消化、高营养的流质或半流质饮食,少食多餐。必要时吸氧,专人陪护。具体护理措施包括:

1. 备齐用物 气管切开的患者,床头应备有吸引器、氧气、血管钳、气管切开包等,以备气管套管阻塞或脱出时紧急使用。

2. 保持呼吸道通畅

(1)及时吸出呼吸道内分泌物。负压吸引时,吸引管从气管套管口插入,反复多次抽吸。每次吸引时间不超过 15 秒,负压不可过大,动作要轻柔,以免损伤气管内壁,严格无菌操作。

(2)清理气道时所用吸痰管管径不可太大,一般不超过内套管管径的 1/2,以免气道阻塞。

(3)不进行机械通气时,气管套管口可用 1~2 层湿润的无菌盐水纱布覆盖,一方面可以湿润吸入气体,另一方面可以防止异物吸入。定期向气管套管内滴入 2% 的碳酸氢钠或 0.45% 的无菌盐水,以湿润气道、稀释痰液。也可在气管套管口定期行雾化吸入,在降低气管内分泌物黏稠度同时,尚有消炎作用。

(4)气管切开使用的金属内套管,通常每 4~8 小时更换一次,并用清水清洗干净,煮沸消毒。内套管取出的时间不可超过30分钟，以免外套管管腔因分泌物干稠结痂而堵塞，冷却后重新置入。

（5）吸氧时，不可将氧气导管直接插入内套管内，可用氧罩。

3. **固定牢固，防止套管脱出**　术后以卧床休息为主，不宜过多变换体位及活动，随时调节固定带的松紧，以在固定带与皮肤之间刚好容纳一指为适宜。过松套管易脱出，过紧影响局部血液循环。

4. **保持气管切开伤口处皮肤清洁、干燥，及时更换敷料**　注意观察切口有无感染征象，如红、肿、热、痛、分泌物增多等，必要时局部应用抗生素。

5. **观察病情变化**　如突然出现呼吸困难、发绀、烦躁不安，则为气道堵塞的表现，应立即报告医师，配合处理。

6. **保持温度、湿度**　病房温度（22℃~24℃）和湿度（80%左右）。

7. **堵管**　拔除气管套管前须试行堵管。堵塞栓子固定要牢固，防止吸入气管。一般在堵管24~48小时后若患者呼吸、睡眠平稳、发音正常，即可考虑拔管。如不正常，更换小号码的气管套管，次日再行堵管观察。

8. **拔管**　剪断固定带，即可拔出气管套管。切口一般无需缝合，消毒伤口周围皮肤，用蝶形胶布封闭瘘口并固定，再盖以无菌纱布2~3天，瘘口多可自然愈合。

第四节　动、静脉穿刺置管术

一、动脉穿刺置管术

（一）适应证和禁忌证

1. 适应证

（1）重度休克患者需要经动脉输血及输液，以迅速增加有效循环血量，改善器官灌注。

（2）危重患者及大手术后有创血压监测。

（3）需要经动脉采血进行血气分析等实验室检查。

（4）患者需要进行某些特殊检查及治疗，如选择性动脉造影或经动脉注射抗肿瘤药物行区域性化疗。

2. 禁忌证

（1）有出血倾向的患者。

（2）穿刺局部存在感染病灶的患者。

（3）侧支循环较差的患者。

（二）操作方法

1. 用物准备　动脉穿刺插管包（动脉穿刺套管针、动脉导管、无菌注射器、洞巾及纱布)、无菌手套、消毒用品、麻醉药物等。

2. 操作步骤

(1) 选择穿刺部位。动脉穿刺置管术有多个穿刺点可供选择,以左手桡动脉作为首选。①桡动脉穿刺点:位于手掌横纹上方1~2cm的动脉搏动处;②肱动脉穿刺点:位于肘关节横纹上方的动脉搏动处;③股动脉穿刺点:位于腹股沟韧带中点下方1~2cm的动脉搏动处。

(2) 术者戴无菌手套,铺洞巾,常规消毒、麻醉穿刺点局部皮肤。

(3) 术者持动脉穿刺套管针,在动脉搏动最明显处,将穿刺针与皮肤呈15°~30°角向近芯方向刺入皮下及动脉,拔出针芯后可见动脉血喷出,而后根据需要接动脉血压监测或加压输血等装置。如拔出针芯后无血液流出,可缓慢将外套管后退,直至有血液流出,若仍无,需重新穿刺。

(4) 操作完毕拔针后,无菌纱布压迫穿刺点处皮肤,以防出血,如压迫后仍有较多出血,需加压包扎。

(三) 护理措施

1. 安置患者于合适的体位,协助医师消毒、铺巾、麻醉,严格遵守无菌原则,避免感染。

2. 严密监测患者的生命体征,及时处理。

3. 置管时间原则上不应超过72小时,以免发生导管相关性感染。若患者在置管期间出现不明原因的发热,应重点考虑存在导管污染。

4. 保持留置导管的清洁、通畅,避免局部形成血栓及堵塞。

二、静脉穿刺置管术

(一) 适应证和禁忌证

1. 适应证

(1) 外周静脉穿刺难度较大,而患者急需建立静脉通路者。

(2) 需较长时间进行静脉输液、输血或给药者。

(3) 需监测中心静脉血压或肺毛细血管楔压者。

(4) 需实施全胃肠外营养者。

2. 禁忌证

(1) 凝血功能存在障碍,有出血倾向者。

(2) 穿刺局部存在感染病灶者。

(二) 操作方法

1. 用物准备
静脉穿刺包、扩张管、5ml无菌注射器、生理盐水、无菌手套、消毒用品、麻醉药物等。

2. 锁骨下静脉穿刺置管术　临床应用最为广泛。

（1）患者取仰卧位，头部后仰约15°并转向穿刺部位（一般选择右锁骨下静脉）对侧，目的使静脉充盈，从而减少空气栓塞发生的可能性，并可有效避免导管误入颈内静脉。

（2）术者戴无菌手套，常规消毒、铺巾，麻醉穿刺点局部皮肤。

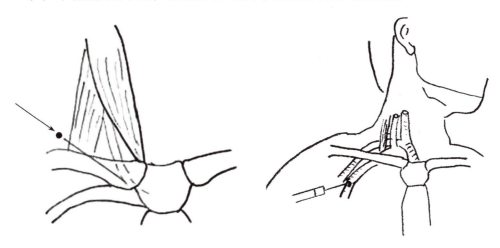

图8-1　经锁骨上路径锁骨下静脉穿刺　　图8-2　经锁骨下路径锁骨下静脉穿刺

（3）穿刺及置管。可选择锁骨下及锁骨上两种路径穿刺。①锁骨下路径：常选择锁骨中、内1/3交界处的锁骨下缘1cm处为穿刺点，穿刺针与胸壁成15°~30°角进针，针尖刺入皮肤后，紧贴锁骨内下缘向内上方进针2~4cm即可刺入锁骨下静脉；②锁骨上路径：选择胸锁乳突肌锁骨头外侧缘的锁骨上方约1cm处为穿刺点，穿刺针与皮肤呈15°角或与冠状面保持水平进针，针尖刺破皮肤后指向胸锁关节，一般进针1.5~2cm即可进入锁骨下静脉。

穿刺时，边穿刺边回抽，回血通畅时取下注射器，将静脉导管自针尾孔处插入，一般插入深度左侧不可超过15cm，右侧不可超过12cm，导管到达所需深度后与注射器连接并回抽，如回血顺畅表明导管位于静脉内，此时取下注射器并缓慢拔除穿刺针，妥善固定导管后无菌辅料包扎穿刺部位。

3. 颈内静脉穿刺置管术

（1）患者体位取头低15°~30°仰卧位，头转向穿刺部位（一般选择右侧颈内静脉）对侧。

（2）术者戴无菌手套，常规消毒、铺巾，麻醉穿刺点局部皮肤。

（3）穿刺置管路径根据胸锁乳突肌与颈内静脉的关系可分为前路、中路及后路3种。①前路：术者于胸锁乳突肌中点的前缘向内推开颈总动脉后，针身与皮肤呈30°~50°角进针，针尖指向同侧乳头方向；②中路：颈内静脉位于由胸锁乳突肌的胸骨头、锁骨头及锁骨所组成的胸锁乳突肌三角的顶点处，针身在此处与皮肤呈30°角进针针尖指向同侧乳头方向；③后路：针身于胸锁乳突肌外侧缘中、下1/3交界处呈水平位进针，在胸锁乳突肌深部针尖指向胸骨柄上窝进针。

穿刺针进入血管，回抽见血后，进针点处皮肤可切一小口或选用扩张管扩张，在钢丝引导下插入中心静脉导管后取出钢丝，妥善固定，无菌辅料包扎。

4. 股静脉穿刺置管术

（1）患者取仰卧位，穿刺一侧的大腿膝关节稍屈曲，外展、外旋，充分暴露腹股沟。

（2）腹股沟韧带中、内1/3交界处外下方可触及股动脉搏动，在搏动点的内侧约1cm处为穿刺点。

（3）常规消毒穿刺点局部皮肤后，左手确定穿刺点，右手持穿刺针，与皮肤呈45°~60°角进针，针尖指向脐部方向，保持负压缓慢进针，如抽出血液即表明针尖已刺入股静脉内，如未能抽出回血，应继续进针，直至针尖触及骨质后，再边退针边抽吸。

（4）穿刺成功后，置管操作同上。

三、护理措施

1. 严格无菌操作，不可选择存在感染病灶部位穿刺，输液器每日均需更换，穿刺点处辅料2~3天更换1次。

2. 每日用肝素液进行导管冲洗，避免血液在导管内凝集。

3. 连接部位防止松脱，避免空气栓塞。

第五节　心脏电除颤及护理

一、概述

心脏电除颤是采用较强的脉冲电流刺激，在短时间内使全部心肌纤维瞬间同时除极，消除异位心律转复为窦性心律的方法。

二、适应证和禁忌证

1. 适应证

（1）心室颤动。

（2）心室扑动。

2. 禁忌证

（1）心室静止。

（2）电-机械分离。

（3）心功能不全。

三、操作方法及护理

（一）操作方法

1. 患者平卧于木板床上，充分暴露胸壁，做好心电监护，明确心室颤动诊断。

2. 接好除颤器的电源与地线，并将电源开关调至"交流"位置，选择非同步按钮并充电。

3. 电极板涂好导电糊或包裹生理盐水纱布。

4. 选择电极板放置位置。目前通用的标准位置是一电极板放于心尖区（左乳头左侧），另一电极板放于胸骨右缘第2肋间，两块电极板间的距离不应小于10cm。另一种摆放位置为一电极板放于心尖区，另一电极板放于患者背部右肩胛下角处。

5. 调节能量。成人单相波形电除颤能量为200J，第二次能量为300J，第三次能量为360J。

6. 嘱其他人员离开患者床边，操作人员身体不与病床接触，妥善固定电极板后，双手同时按下放电按钮，进行除颤。如除颤不成功，应再次除颤。

（二）护理措施

1. 安置患者于合适的体位，充分暴露患者前胸部或胸背部。
2. 除颤即将开始前，检查并监督任何人不得接触患者及病床，以免受伤。
3. 严密监测患者的生命体征及心电图，及时处理。
4. 除颤后检查患者局部皮肤有无灼伤，一般灼伤3~5天后可自行缓解，较重者及时处理。
5. 除颤后每小时监测一次生命体征。

第六节　外伤止血、包扎、固定与搬运

一、止血

急性大出血是人体受伤后早期致死的主要原因之一。因此，当人体受到外伤时，应当采取有效的止血措施。掌握有效的止血技术是创伤急救的一项重要内容。

（一）指压止血法

指抢救者用手指把出血部位近端的动脉血管压在骨骼上，使血管闭塞，血流中断而达到临时止血的目的。适用于中等或较大的动脉出血。常见部位出血的止血方法如下：

1. **颞动脉止血法**　一手固定伤员头部，用另一手拇指垂直压迫耳屏上方凹陷处，其余四指同时托住下颌（图8-3）。本法用于头部发际范围内及前额、颞部的出血。

2. **面动脉止血法**　一手固定伤员头部，用另一手拇指在下颌角前上方约1.5cm处，向下颌骨方向垂直压迫，其余四指托住下颌（图8-4）。本法用于颌部及颜面部的出血。

3. **颈动脉止血法**　用拇指在胸锁乳突肌前缘将颈动脉向颈椎体按压，其余四指固定在伤员的颈后部。用于头、颈、面部大出血。注意不能同时压迫两侧颈动脉。

4. **锁骨下动脉止血法**　用拇指在锁骨上窝搏动处向下垂直按压，其余四指固定于肩部。本法用于肩部，腋窝或上臂出血。

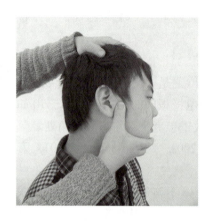
图8-3 颞动脉止血法

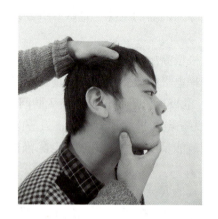
图8-4 面动脉止血法

5. **肱动脉止血法** 一手握住伤员伤肢的腕部，将上肢外展外旋，并屈肘抬高上肢；另一手拇指在上臂肱二头肌内侧沟搏动处，向肱骨方向垂直压迫（图8-5）。本法用于前臂出血。

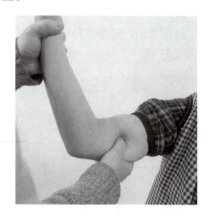
图8-5 肱动脉止血法

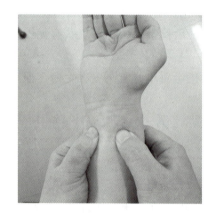
图8-6 尺、桡动脉止血法

6. **尺、桡动脉止血法** 双手拇指分别在腕横纹上方两侧动脉搏动处垂直压迫（图8-6）。本法用于手部的出血。

7. **股动脉止血法** 用两手拇指重叠放在腹股沟韧带中点稍下方的股动脉搏动处用力垂直向下压迫。本法用于大腿出血。

8. **腘动脉止血法** 用一手拇指在腘窝横纹中点处向下垂直压迫。本法用于小腿出血。

9. **胫前动脉与胫后动脉止血法** 用两手拇指分别压迫足背中间近足踝处（胫前动脉），以及足跟内侧与内踝之间处（胫后动脉）。本法用于足部出血。

10. **指动脉止血法** 用一手拇指与示指分别压迫指根部两侧。本法用于手指出血。

（二）加压包扎止血法

伤口覆盖无菌敷料后，再用绷带、三角巾等加压包扎。用于小动脉、中、小静脉或毛细血管出血。

（三）止血带止血法

止血带止血法适用于四肢较大的动脉出血。

1. 操作方法 抬高患肢，将衬垫置于伤口近心端的皮肤上，其上用橡皮带紧缠肢体2~3圈，橡皮带的末端压在紧缠的橡皮带下面（图8-7）。

2. 注意事项

（1）结扎止血带的部位在伤口的近心端。上肢大动脉出血应结扎在上臂的上1/3处，避免结扎在中1/3处以下的部位，以免损伤桡神经；下肢大动脉出血应结扎在大腿中部。前臂与小腿不适于扎止血带。

（2）结扎止血带要松紧适度，以停止出血或远端动脉搏动消失为度。结扎过紧，可损伤受压的局部组织；结扎过松，达不到止血目的。

（3）止血带的使用时间不宜过长，每隔1~2小时松解1次，每次2~3分钟。松解止血带的同时，仍应用指压止血法，以防再度出血。

（4）结扎好止血带后，在明显部位加上标记，注明结扎止血带的时间。

（5）解除止血带，应在输血、输液和采取其他有效的止血方法后进行。

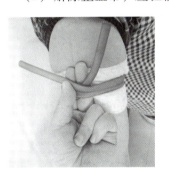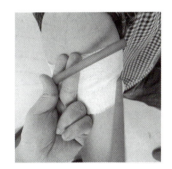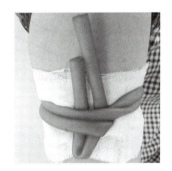

图8-7 止血带止血法

二、包扎

包扎可以保护伤口，免受再次污染。包扎时施加压力，起到止血作用的同时为伤口愈合创造了良好条件。包扎还可起到固定敷料和夹板位置的作用。

（一）包扎所用的材料和方法

包扎的材料有制式材料（如绷带、三角巾、四头带等）和就便材料两种。

1. 绷带包扎法

（1）环形包扎法　是绷带包扎中最基本的方法。将绷带作环形缠绕，下周将上周绷带完全覆盖（图8-8-a）。此法适于四肢、额部、胸腹部等粗细相等部位的伤口及各种包扎的起始和结束。

（2）螺旋形包扎法　将绷带从伤口远心端开始环形缠绕2周，然后螺旋向上缠绕，每周遮盖上一周的 1/2~2/3，成螺旋形，伤口包扎完毕同样做环形重叠缠绕 2 周（图 8-8-b）。此法适于上臂、大腿等周径基本相同的部位。

（3）螺旋反折形包扎法　在螺旋形包扎法的基础上，向上倾斜行走的每周均把绷带向下反折成一等腰三角形，每周遮盖上一周的 1/2~2/3，伤口包扎完毕同样做环形重叠缠绕 2 周（图 8-8-c）。此法适于前臂、小腿等周径不同的部位。

（4）"8"字形包扎法　在伤处上下，将绷带按"8"字的书写路径重复做螺旋缠绕，每周遮盖上一周的 1/2~2/3（图 8-8-d）。此法适于关节部位。

（5）蛇形包扎法　先将绷带环形缠绕 2 周，然后斜行向上，各周互不遮盖，其间隔视具体情况而定（图 8-8-e）。此法适于现场急救时做临时简单的固定。

（6）回反形包扎法　先将绷带环形缠绕 2~3 周，由助手在后部将绷带固定，反折绷带由后部经患处顶端向前，由助手在前部将绷带固定，再反折向后，如此来回向两侧回返，直至覆盖顶端，然后在开始部位环形缠绕数圈固定（图 8-8-f）。此法适于残端或头部。

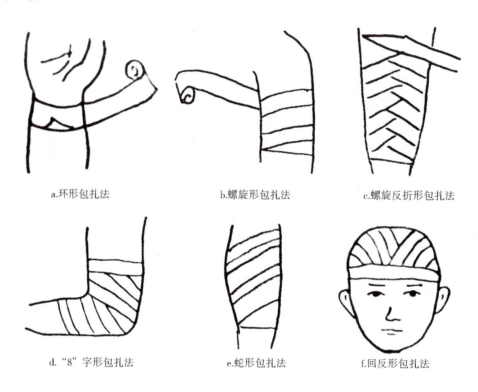

a.环形包扎法　　b.螺旋形包扎法　　c.螺旋反折形包扎法

d."8"字形包扎法　　e.蛇形包扎法　　f.回反形包扎法

图 8-8　绷带包扎法

2. 三角巾包扎法

（1）头部包扎法　①头巾式包扎法：将三角巾底边的中点放在眉间上部，顶角经头顶垂向枕后，再将底边经左右耳上向后拉紧，在枕部交叉，并压住垂下的枕角再交叉绕耳上到额部拉紧打结；②脑组织膨出的包扎法：遇有脑组织从伤口膨出，不可压迫包扎，先用大块消毒湿纱布覆盖，然后用纱布卷成保护圈，套住膨出的脑组织，再用三角巾包扎。

(2) 单肩包扎法　将三角巾折叠成燕尾式，尾角向上放在伤侧肩上，大片向上盖住肩部及上臂上部打结，两燕尾角分别经胸、背部拉至对侧腋下打结。

(3) 双肩包扎法　将三角巾折叠成燕尾角等大的燕尾巾，夹脚朝上对准项部，燕尾披在双肩上，两燕尾角分别经双肩拉到腋下与燕尾底角打结。

(4) 胸背部包扎法　将三角巾的顶角放于伤侧的肩上，使三角巾的底边正中位于伤部下侧，将底边两端绕下胸部至背后打结，然后将三角巾顶角的系带与两底角结系在一起。

(5) 腹部包扎法　把三角巾横放在腹部，将顶角朝下，底边置于脐部，拉紧底角围绕到腰后打结，顶角经会阴拉至臀部上方，用底角余头打结。

(6) 臀部包扎法　将两块三角巾顶角打结联在一起置于腰部，提起上面两角围绕腹部并打结，下面的两角，各绕至大腿内侧与相对的底边打结。

(7) 上肢包扎法　将三角巾一底角打结后套在伤手上，另一底角沿手臂后侧拉到对侧肩上，顶角包裹伤肢，前臂屈曲至胸前，拉紧两底角打结，并起到悬吊作用。

(8) 手部包扎法　将伤手平放在三角巾中央，手指指向顶角，再把顶角折回拉到手背上面，然后把左右两底角在手掌或手背交叉地向上拉到腕关节两侧打结。

(9) 小腿及以下部位包扎法　脚朝向三角巾底边，把脚放在近底角底边一侧，提起顶角与较长一侧的底角交叉包裹，在小腿打结，再将另一底角折到足背，绕脚腕与底边打结。

(10) 足部包扎法　与手的包扎法相同。

3. 多头带包扎法

(1) 腹带包扎法　用于腹部伤口的包扎，先放腹带于身体下拉平，将两横带交叉包扎，创口在上腹部者，从上而下包扎，创口在下腹部时自下而上包扎。

(2) 胸带包扎法　用于胸部伤口的包扎，先放胸带于身体下拉平，将两竖带拉于胸前，再由下而上包扎，固定于胸前。

(3) 四头带包扎法　用于下颌、枕、额等处的包扎。

(4) 丁字带包扎法　用于会阴或肛门处的包扎。

(二) 注意事项

1. 患者肢体应保持功能位。
2. 包扎伤口时先简单清创并盖上消毒敷料再进行包扎。
3. 包扎的松紧度要适当，过紧影响血液循环，过松敷料易松脱或移动。
4. 包扎打结的位置，应在肢体的外侧或前面，避免在伤口处或受压部位。
5. 从远心端向近心端包扎，以促进静脉血液回流。

三、固定

外伤后的固定是与止血、包扎同样重要的基本的救护技术。固定术不仅可以固定骨折，防止骨折断端移位造成其他严重损伤，还能对关节脱位、软组织的挫裂伤起到固定、止痛的作用。

（一）骨折临时固定法

1. 锁骨骨折　先将衬垫置于两腋前方，然后将三角巾折叠呈带状，两端分别以"8"字形绕两肩，拉紧三角巾的两端在背后打结。

2. 肱骨骨折　伤员屈肘90°，用两块夹板固定伤处，一块短夹板放在上臂内侧，另一块长夹板放在外侧，然后用绷带固定，再用三角巾悬吊伤肢固定于胸前。

3. 前臂骨折　伤员屈肘90°，拇指向上，用两块长度超过肘、腕关节的夹板分别放在前臂掌、背两侧，用绷带固定两端，再用三角巾悬吊伤肢固定于胸前。

4. 股骨干骨折　取一长夹板置于伤腿外侧，夹板长度上至腋窝，下至足跟；另一夹板放在大腿内侧，长度自足跟至大腿根部，再用绷带或三角巾固定。

5. 胫、腓骨骨折　两块夹板分别放在小腿内外侧，夹板长度自足跟至大腿根部，再用绷带或三角巾固定。

6. 颈椎骨折　用颈托固定颈部。

7. 胸腰椎骨折　将患者平直仰卧于硬板上，使脊柱保持于中立位。怀疑脊椎损伤者，切忌扶伤员行走或躺在软担架上。

（二）注意事项

1. 有开放性的伤口应先止血、包扎，然后固定。如有危及生命的严重情况先抢救，病情稳定后再固定。

2. 怀疑脊椎骨折、大腿或小腿骨折，应就地固定，切忌随便移动患者。

3. 开放性骨折如有骨端刺出皮肤，不可将其送回伤口，以免感染。

4. 固定应力求稳定牢固，固定材料的长度应超过固定两端的上下两个关节。

5. 夹板和代替夹板的器材不要直接接触皮肤，应先用棉花、碎布、毛巾等软物垫在夹板与皮肤之间，尤其在肢体弯曲处等间隙较大的地方，要适当加厚垫衬。

6. 肢体骨折固定时，应露出指（趾）端，以观察末梢循环，如发现血运不良应重新固定。

四、搬运

伤员经过初步救护后，应及早离开受伤现场，防止再次受伤。同时迅速安全地将伤员送到医疗机构及时抢救治疗。现场搬运多为徒手搬运，也可使用一些搬运工具。

（一）徒手搬运法

指现场找不到任何搬运工具，救护人员凭人力和技巧对伤员进行转移的搬运方法。

1. 单人搬运法　适用于病情不太重而转运路程又较近的患者。常用方法有扶持法、抱持法、背负法等。

2. 双人搬运法　适用于病情较轻、转运路程较近但体重较重的患者。常用方法有椅托式、轿杠式、拉车式、平抬法等。

3. **三人搬运或多人搬运** 适用于转运路程较近但体重很重的患者。可三人并排或六人面对面将患者抱起。

(二) 特殊患者的担架搬运法

1. **昏迷患者** 使患者侧卧或俯卧于担架上，头偏向一侧，以利口腔内容物引流，防呕吐物误吸。

2. **腹部内脏脱出的患者** ①使患者双腿屈曲，腹肌放松，仰卧于担架上；②少量肠管脱出切忌将肠管送回腹腔，以免感染。可用大小适当的器皿扣住内脏，再用三角巾包扎固定。大量肠管脱出应立即还纳入腹腔，防止休克；③包扎后患者保持仰卧位，屈曲下肢，注意腹部保温。

3. **骨盆损伤的患者** 用三角巾将骨盆环形包扎，使患者仰卧于硬质担架上，双膝微曲，下部加垫。

4. **脊柱损伤的患者** 三人至患者同侧托起患者的头部、肩背部、腰臀部及双下肢，平托将患者放于硬质担架上，颈椎损伤者应有专人牵引头部。禁用搂抱和屈曲位搬运。

5. **身体带有刺入物的患者** 先包扎好伤口，固定好刺入物，才可搬运。避免挤压、碰撞，以防刺入物脱出或深入。

6. **颅脑损伤的患者** 使患者半卧位或侧卧位，利于保持呼吸道通畅。

(三) 注意事项

1. 对骨折、大出血的患者首先妥善处理后再搬运。
2. 密切观察呼吸、体温、出血、面色等病情变化。
3. 固定牢固，防止再次损伤。
4. 脊柱损伤的患者应保证伤处绝对稳定，以免脊髓损伤。

同步测试题

一、名词解释

1. 机械通气
2. 心脏电除颤
3. 指压止血法

二、填空题

1. 气管内插管术的常用方法包括_____、_____和_____。
2. 上臂、大腿等周径基本相同部位的出血应采用的绷带包扎法是_____。
3. 上肢大动脉出血时，止血带应结扎在上臂的_____处。

三、简答题

1. 气管内插管术的禁忌证有哪些？
2. 哪些情况需要进行气管切开术？
3. 使用止血带止血时有哪些注意事项？
4. 绷带包扎的常用方法有哪些？分别用于什么部位？

护考链接

1. 气管切开术拔出气管套管前应先堵管
   A. 4~6 小时　　　　B. 6~8 小时　　　　C. 12~24 小时
   D. 24~48 小时　　　E. 72 小时以上
2. 静脉穿刺置管术最常用的穿刺部位是
   A. 锁骨下静脉　　　B. 颈内静脉　　　　C. 股静脉
   D. 大隐静脉　　　　E. 锁骨上静脉
3. 成人首次单相波形电除颤能量为
   A. 100J　　　　　　B. 200J　　　　　　C. 200~300J
   D. 300J　　　　　　E. 360J
4. 心脏电除颤时，两块电极板间的距离不应小于
   A. 2cm　　　　　　B. 4cm　　　　　　C. 5cm
   D. 8cm　　　　　　E. 10cm
5. 关节部位包扎时最好采用的绷带包扎方法是
   A. 螺旋形包扎　　　B. 螺旋反折形包扎法　　　C. "8"字形包扎法
   D. 蛇形包扎法　　　E. 回反形包扎法
6. 止血带止血时，使用时间不宜过长，每隔 1~2 小时松解 1 次，每次松解的时间为
   A. 2~3 分钟　　　　B. 3~5 分钟　　　　C. 5~10 分钟
   D. 15~30 分钟　　　E. 30 分钟以上

第九章　理化因素急性损伤患者的救护

> **知识要点**
> 1. 急性中毒患者的救治原则。
> 2. 急性一氧化碳中毒、有机磷农药中毒、中暑患者的护理措施。
> 3. 淹溺、电击伤患者的现场救护和院内救护措施。

在人类的生产或社会生活环境中，经常存在一些对人体健康有损害的因素，包括物理性、化学性、生物性、心理性的损害等。

第一节　急性中毒总论

某种物质进入人体后达到一定量，破坏组织结构，损害某些组织和器官的生理功能，从而引起一系列临床症状和体征，称为中毒。引起中毒的物质，称为毒物。大量毒物短时间内进入机体，迅速出现中毒症状甚至死亡称为"急性中毒"。急性中毒具有发病急骤、病情变化迅速、病程短、症状严重的特点，如果不及时救治可危及生命。

一、病因和中毒机制

（一）病因

1. 职业性中毒　在生产过程中，有些原料、辅料、中间产物及成品是有毒的，如不注意劳动保护与毒物密切接触可发生中毒。在运输、保管、使用过程中不遵守安全防护制度，与有毒的原料或成品密切接触也可发生中毒。

2. 生活性中毒　在误食、意外接触有毒物质、用药过量、自杀或谋害等情况下，过量毒物进入机体可引起中毒。

（二）毒物在体内的吸收、代谢和排出

1. 毒物的吸收　毒物主要经皮肤、呼吸道、消化道三条途径吸收。毒物只有通过吸收进入机体才能发挥其毒性作用，尤其是全身的毒性作用。毒物被吸收的途径不同可直接影响其进入体内的速度和量，进而影响其毒性作用的快慢和强弱。

(1) **经皮肤吸收** 皮肤吸收毒物一般较慢,当皮肤有损伤或处于高温、高湿的环境中则对毒物的吸收增加,皮肤对脂溶性物质较易吸收。

(2) **经呼吸道吸收** 由于肺泡表面积大,肺泡膜供血丰富,所以有毒气体、烟雾易经肺泡吸收,常迅速大量的被弥散入血液而直接进入体循环,作用于各组织器官,故毒性作用发生迅速,常在瞬间到几分钟内即发生中毒症状,甚至死亡。

(3) **经消化道吸收** 此为固态和液态毒物最常见的吸收途径。胃内 pH 值、酶和肠内菌群对毒物吸收以及毒性作用有重要影响。水溶性毒物多在酸性胃液中被大部分吸收,脂溶性毒物则要在碱性的肠液内被吸收,并以扩散方式透过胃肠道细胞膜而吸收入血液中。此外,胃的充盈情况、食物性状、胃肠蠕动能力等均能影响毒物的吸收。

2. **毒物的代谢** 毒物进入体内,经吸收随血流到达全身,分布于体液和组织中,主要在肝脏,通过氧化、还原、水解、结合等反应进行代谢,使多数毒物的毒性降低,仅有少数毒物在代谢后毒性反而增强,如对硫磷(1605)氧化成对氧磷,毒性可以增加数百倍。

3. **毒物的排出** 在体内不分解的气体毒物吸入后一部分以原形经呼吸道排出,挥发性高的液体或体内的代谢产物也可部分经肺排出。口服化学毒物,未被吸收的可随呕吐物和粪便排出,重金属如铅、锰、汞等可由消化道排出,多数毒物由肾脏排出,肾脏是排泄毒物及其代谢产物最有效、最重要的途径,主要通过肾小球的滤过和肾小管的分泌完成,同时有些毒物经肾脏排出时可损害肾脏,因此要保护肾功能。少数毒物可经乳汁、皮肤汗腺及唾液腺排出。

(三) 中毒机制

1. **局部刺激、腐蚀作用** 强酸、强碱可吸收组织中的水分,并与蛋白质或脂肪结合,使细胞变性、坏死。

2. **缺氧** 刺激性气体(如氯气、氨、氮氧化合物)可引起喉头水肿、支气管痉挛、肺炎或肺水肿,妨碍肺泡的气体交换而引起缺氧。窒息性气体如一氧化碳、硫化氢、氰化物等可阻碍氧的吸收、转运或利用。脑和心肌对缺氧敏感,而较早继发损害。

3. **麻醉作用** 有机溶剂和吸入性麻醉剂有强嗜脂性,脑组织和细胞膜脂类含量高,该类毒物可通过血脑屏障,进入脑内而抑制脑功能。

4. **抑制酶的活力** 很多毒物或其代谢产物通过抑制酶的活力而产生毒性作用,如有机磷杀虫药抑制胆碱酯酶、氰化物可抑制细胞色素氧化酶、重金属抑制含巯基酶等。

5. **干扰细胞膜或细胞器的生理功能** 四氯化碳在体内经代谢产生三氯甲烷自由基,自由基作用于肝细胞膜中的不饱和脂肪酸,产生脂质过氧化,由此导致线粒体和内质网变性,肝细胞死亡。

6. **竞争受体** 毒物可以阻断神经受体产生毒性作用,如阿托品阻断胆碱能受体。

二、护理评估

（一）病史

重点询问职业史和中毒史，对任何中毒都要了解发病现场情况，查明接触毒物的证据。

1. 询问对象　详细询问病史是诊断急性中毒非常重要的环节，神志清楚者可以询问患者本人，神志不清的或企图自杀的患者应询问患者的家属或现场目击者。

2. 毒物接触史　包括毒物的种类、剂量、进入人体方式和时间。

3. 职业史　疑诊职业中毒者还应详细询问职业史，包括工种、工龄、环境条件、防护措施及相同条件下其他工作人员有无类似症状。

（二）临床表现

各种中毒的症状和体征取决于毒物的毒理作用、进入机体的途径、剂量和机体的反应性。

1. 皮肤黏膜症状　①皮肤黏膜灼伤：主要见于强酸、强碱等引起的腐蚀性损害，如糜烂、溃疡、痂皮等，但不同毒物呈现不同特征，如硫酸灼伤呈黑色，硝酸呈黄色，过氧乙酸呈无色等；②发绀：引起氧和血红蛋白不足的毒物可产生发绀，如亚硝酸盐、磺胺、非那西丁、麻醉药等中毒；③樱桃红色：见于一氧化碳、氰化物中毒；④大汗、潮湿：常见于有机磷中毒；⑤黄疸：四氯化碳、毒蕈等中毒损伤肝脏可有黄疸。

2. 眼部症状　①瞳孔缩小：见于有机磷、毒扁豆碱、吗啡等中毒；②瞳孔扩大：见于阿托品、毒蕈、曼陀罗等中毒；③视力障碍：甲醇、有机磷、苯丙胺中毒可引起视力障碍。

3. 神经系统症状　①昏迷：见于多种毒物中毒，如麻醉剂、安眠药、有机溶剂、窒息性毒物中毒；②谵妄：见于阿托品、乙醇中毒；③精神失常：见于二硫化碳、有机溶剂等中毒；④肌纤维颤动：见于有机磷农药、氨基甲酸酯杀虫剂等中毒；⑤惊厥：见于有机氯杀虫剂、异烟肼、窒息性毒物等中毒。

4. 呼吸系统症状　①呼吸加快：见于引起酸中毒的药物（如甲醇、水杨酸等）、马钱子、樟脑等中毒；②呼吸气味：见于有特殊气味的有机溶剂，如乙醇有酒精味，有机磷杀虫剂有大蒜味，氰化物有苦杏仁味；③呼吸抑制：见于安眠药、麻醉药等中毒；④肺水肿：见于刺激性气体、有机磷杀虫剂等中毒。

5. 循环系统症状　①心律失常：洋地黄、奎尼丁、夹竹桃、乌头等可引起心动过缓，阿托品、拟肾上腺素类药等则致心动过速；②心脏骤停：见于河豚、洋地黄、奎尼丁等中毒；③休克：三氧化二砷等中毒可引起剧烈吐泻使血容量减少而引起低血容量休克、强酸、强碱等引起严重烧伤使血浆渗出而致低血容量休克；巴比妥类药物抑制血管舒缩中枢，引起周围血管扩张，血容量降低，可致低血容量休克；砷、锑等中毒直接损害心肌而引起心源性休克。

6. 泌尿系统症状 主要表现为急性肾衰竭，中毒后肾小管受损出现少尿以致无尿，见于三种情况：①肾小管坏死：见于汞、四氯化碳、氨基苷类抗生素、毒蕈中毒；②肾缺血：产生休克的毒物可致肾缺血；③肾小管堵塞：砷化氢中毒可引起血管内溶血，游离血红蛋白经尿排出时可堵塞肾小管，磺胺结晶也可堵塞肾小管。

7. 消化系统症状 ①口腔炎：腐蚀性毒物可以引起口腔黏膜糜烂、牙龈肿胀出血，如汞蒸汽、有机汞化合物；②急性胃肠炎的表现：几乎见于所有毒物的中毒；③呕吐物的颜色和气味：高锰酸钾呈红或紫色，硫酸或硝酸呈黑或咖啡色，有机磷中毒有大蒜味等；④肝脏受损：毒蕈、四氯化碳、某些抗癌药等可损害肝脏引起黄疸、转氨酶升高、腹水等肝功能障碍的表现。

8. 血液系统症状 ①溶血性贫血：出现贫血和黄疸，见于砷化氢、苯胺、硝基苯等中毒；②白细胞减少：见于苯、氯霉素及抗癌药等中毒；③出血：阿司匹林、氯霉素、抗癌药等可引起血小板质和量的异常，肝素、双香豆素、蛇毒等可引起凝血障碍。

9. 发热 见于抗胆碱药、二硝基酚、棉酚等中毒。

（三）心理社会状况

急性中毒患者常常伴有复杂的心理变化，护理人员应重点评估患者的心理状况。意外造成的中毒者因病情危急，毫无思想准备，身心受到严重冲击而致精神紧张、恐惧、愤怒、怨恨心理，对一系列治疗措施和是否留有后遗症而焦虑不安。蓄意中毒者，护理人员应了解患者自杀的原因对症护理，尤其自杀未遂的患者，对待相应的处理措施采取不合作态度，甚至拒绝接受。

（四）实验室检查

根据中毒途径及病情需要迅速留取血、尿、便、呕吐物、第一次洗胃液、剩余食物或可疑毒物、药物进行化验分析，如疑为有机磷农药中毒者，尽快做全血胆碱酯酶活性测定，如考虑毒物可能损伤肝肾功能者，应采血做肝肾功能测定。

（五）病情判断

在进行诊断的同时，应对患者中毒的严重程度作出判断，以便治疗和评价预后。

1. 患者一般情况 包括神志、呼吸、血压、脉搏、心律、心率、皮肤色泽等。生命体征的变化与病情严重程度基本吻合。

2. 毒物的品种和剂量

3. 有无严重并发症 毒物检测不仅可以确定诊断，还可以评估病情的严重程度和预后，并指导治疗，但应注意不能等检查报告回来后才开始治疗。有以下任何一种临床表现均应看做病情危重：①深度昏迷；②高血压或血压偏低；③高热或体温过低；④呼吸衰竭；⑤肺水肿；⑥吸入性肺炎；⑦严重心律失常；⑧癫痫发作；⑨少尿或肾衰竭；⑩黄疸或中毒性肝损害。

三、救治原则

急性中毒的特点是发病急骤、来势凶猛、进展迅速,且病情多变,因此,医护人员必须争分夺秒地进行有效救治。

(一) 立即终止接触毒物

1. 吸入性中毒 立即使患者脱离中毒现场,转移到通风良好的环境中,并解开衣扣。

2. 接触性中毒 立即脱去污染的衣物,用清水反复冲洗接触部位的皮肤。

3. 口服中毒 应立即阻止服用毒物,除腐蚀性毒物及病情严重者外,并尽早采用催吐、洗胃和导泻的方法。

(二) 清除体内尚未吸收的毒物

1. 吸入性中毒的急救 将患者搬离中毒现场,保持呼吸道通畅,及时清除呼吸道分泌物,防止舌后坠。及早吸氧,必要时可使用呼吸机或采用高压氧治疗。

2. 接触性中毒的急救 立即除去被污染的衣物,用敷料除去肉眼可见的毒物,然后用大量清水或肥皂水冲洗体表,包括毛发、指甲、皮肤皱褶处。清洗时注意切忌用热水或用少量水擦洗,因为这两种方法均可能促进局部血液循环,导致毒物加速吸收。若眼部接触到毒物时,不可用中和性的溶液冲洗,以免发生化学反应造成角膜、结膜的损伤,应采用清水或等渗盐水大量冲洗,直至石蕊试纸显示中性为止。皮肤接触腐蚀性毒物时,冲洗时间应达到 15~30 分钟,并可选择相应的中和剂或解毒剂冲洗(表9-1)。

表9-1 常见皮肤清洁剂及其适应证

毒物种类	皮肤清洁剂
酸性(有机磷、挥发性油剂、甲醛、强酸等)	5%碳酸氢钠或肥皂水
碱性(氨水、氢氧化钠)	3%~5%硼酸、醋酸、食醋
苯类、香蕉水	10%酒精
无机磷(磷化锌、黄磷)	1%碳酸钠

3. 口服中毒的急救 口服中毒者应及时清除胃肠道尚未吸收的毒物,越早越彻底愈后越好,常用的方法有催吐、洗胃、导泻、灌肠和使用吸附剂。

(1) **催吐** 神志清楚、合作的患者,可嘱其饮温水 300~500ml,然后用手指或压舌板刺激咽后壁或舌根部诱发呕吐,如此反复进行,直至吐出胃内物澄清为止,也可用吐根糖浆作为药物催吐,有下列情况者不宜催吐:昏迷惊厥、腐蚀性毒物中毒、原有食管胃底静脉曲张、主动脉瘤、消化性溃疡、年老体弱、妊娠、高血压、冠心病、休克者。

(2) **洗胃** ①适应证:洗胃时间愈早效果愈好,一般在接触毒物后6小时内,超过

6小时如有下列情况仍需洗胃：饱腹、毒物量大、毒物颗粒小易嵌入黏膜皱襞内减慢胃排空（如有机磷中毒）。②禁忌证：a. 吞服强腐蚀性毒物的患者，插胃管有可能引起穿孔；b. 昏迷患者插胃管易导致吸入性肺炎；c. 惊厥患者插胃管时，可能诱发惊厥；d. 上消化道大出血病史。③洗胃液的选择：根据毒物的种类不同，可选用适当的解毒物质。a. 保护剂：吞服腐蚀性毒物后，可用牛奶、蛋清、米汤、植物油等保护胃肠道黏膜；b. 吸附剂：活性炭是强有力的吸附剂，一般用20~30g加水200ml混合后，由胃管注入；c. 溶剂：脂溶性毒物如汽油、煤油等有机溶剂中毒时，先用液体石蜡150~200ml溶解而不被吸收；d. 解毒剂：根据毒物的不同，可选用1:5000高锰酸钾（对硫磷禁用）或2%碳酸氢钠溶液（敌百虫禁用）；e. 中和剂：强酸用弱碱，强碱用弱酸中和；f. 沉淀剂：乳酸钙与氟化物生成氟化钙，生理盐水与硝酸银生成氯化银，茶叶水含鞣酸可沉淀重金属及生物碱等。常用洗胃液应用见表9-2。

表9-2 常用洗胃液及其适应证

洗胃液	适应证	注意点
清水或生理盐水	砷、硝酸银、溴化物及不明原因的中毒	儿童宜用生理盐水
1:5000高锰酸钾	安眠药、氰化物、砷化物、无机磷	1605中毒禁用
2%碳酸氢钠	有机磷杀虫药、氯基甲酸酯类、苯、汞、香蕉水	敌百虫及强酸禁用
0.3%过氧化氢溶液	阿片类、士的宁、氰化物、高锰酸钾	
鸡蛋清、牛奶	腐蚀性毒物、硫酸铜	
10%活性炭	河豚毒、生物碱	
液体石蜡	硫黄	口服液体石蜡后再用清水洗胃
1%~3%鞣酸	吗啡类、辛可芬、洋地黄、阿托品、颠茄、草酸、发芽马铃薯、毒蕈	
0.3%氧化镁	阿司匹林、草酸	
5%硫酸钠	氯化钡、碳酸钡	
5%~10%硫代硫酸钠	氯化物、碘、汞、铬、砷	

(3) 导泻　洗胃后，拔胃管前可由胃管注入泻药以清除肠道内未吸收的毒物。导泻常用25%硫酸钠30~60ml或50%硫酸镁40~80ml，口服或经胃管注入。一般不用油类泻药，以免促进脂溶性毒物的吸收。严重脱水及口服强腐蚀性毒物的患者禁止导泻。硫酸镁若吸收过多，对中枢神经系统有抑制作用，肾功能不全，呼吸抑制或昏迷患者及磷化锌和有机磷中毒晚期者都不宜使用。

(4) 灌肠　除腐蚀性毒物中毒外，适用于口服中毒超过6小时以上、导泻无效者及抑制肠蠕动的毒物（如巴比妥类、颠茄类、阿片类）中毒。灌肠方法包括温盐水、清水或1%肥皂水连续多次灌肠，以达到最有效清除肠道毒物的目的。

(5) 合理应用吸附剂　吸附剂是指一类可吸附毒物以减少毒物吸收的物质，其主要作用为氧化、中和或沉淀毒物。常用活性炭（20~30g加入200ml温水中）和万能解毒剂（活性炭2份、鞣酸1份、氧化镁1份，即2:1:1），洗胃后口服或经胃管注入。

（三）促进已吸收毒物的排出

常用的方法包括利尿、供氧、血液净化疗法。

1. 利尿　对于经由肾脏排泄的毒物，加强利尿可促进毒物排出。措施包括：①补液：大剂量快速输入液体，速度约为每小时200~400ml，液体以5%葡萄糖生理盐水或5%葡萄糖溶液为宜，适当补充氯化钾；②使用利尿剂：静脉注射或滴注呋塞米等强利尿剂，或20%甘露醇等渗透性利尿剂，后者尤适用于伴有脑水肿或肺水肿的中毒患者；③碱化尿液：改变尿pH值可促进中毒酶的排出，还可以促进酸性毒物的离子化（如苯巴比妥和水杨酸类），从而减少肾小管的重吸收，可用5%碳酸氢钠。利尿时应注意严密观察病情的变化，定时监测尿量。如有急性肾衰竭，则不宜应用利尿方法。

2. 供氧　一氧化碳中毒时，吸氧可促进碳氧血红蛋白解离，加速一氧化碳排出。高压氧治疗是一氧化碳中毒的特效疗法。

3. 血液净化　常用方法包括血液透析、血液灌注和血浆置换。

（1）**血液透析**　适用于中毒量大、血中浓度高、常规治疗无效，且伴有肾功能不全及呼吸抑制者。应尽早采用，一般来说12小时内透析效果最好，如时间过长，毒物与血浆蛋白结合后则不易获效。亦可同时进行腹膜透析。

（2）**血液灌注**　是使血液流过装有活性炭或树脂的灌流柱，毒物被吸附后，血液再输回患者体内的方法。此法能吸附脂溶性或与蛋白质结合的化合物，清除毒物，是目前常用的中毒抢救措施。应注意，血液灌流的并发症较多，因血液的正常成分如血小板、白细胞、凝血因子、葡萄糖、钙离子也能被吸附排出，因此使用时需要认真监测和进行必要的补充。

（3）**血浆置换**　是将患者的血液引入特制的血浆交换装置，将分离出的血浆弃去并补充相应的正常血浆或代用液，特别是生物毒如蛇毒、蕈中毒及砷中毒等溶血毒物中毒，本法疗效更佳。但其操作复杂，代价较高。

（四）特殊解毒剂的应用

当毒物进入人体后，除了尽快排除毒物外，还必须用相应的解毒剂进行解毒，大多数毒物无特效解毒剂，仅少数毒物能利用相应药物达到解毒作用。

1. 金属中毒解毒药　此类药物多属于螯合剂。常用的有依地酸钙钠，适用于铅中毒，每日1.0g加入5%葡萄糖液250ml稀释后静脉滴注。3天为1个疗程，休息3~4天后可重复用药。二巯丙醇可用于砷、汞、金、锑中毒，用法为第1~2天为2~3mg/kg，肌肉注射，每4~6小时1次，第3~10天为每日2次，有严重肝病者慎用。

2. 高铁血红蛋白症解毒药　小剂量亚甲蓝（美蓝）可使高铁血红蛋白还原为正常血红蛋白，用于亚硝酸盐、苯胺、硝基苯等中毒引起的高铁血红蛋白血症。用法为1%亚甲蓝5~10ml（1~2mg/kg）稀释后静脉注射。注意，大剂量亚甲蓝（10mg/kg）的效果相反，可引起高铁血红蛋白。

3. 氰化物中毒解毒药　一般采用亚硝酸盐—硫代硫酸钠疗法。

4. 有机磷杀虫药中毒解毒药　如阿托品、碘解磷定、氯解磷定、双复磷等。

5. 中枢神经抑制剂解毒药 ①纳洛酮：阿片类麻醉药的解毒药，对麻醉镇痛药引起的呼吸抑制有特异的拮抗作用，用法为 0.4~0.8mg，静脉注射；重症患者必要时，可于 1 小时后重复给药；②氟马西尼：为苯二氮䓬类中毒的拮抗药。

（五）对症及支持疗法

很多急性中毒并无特效解毒剂或解毒疗法，因此对症支持治疗非常重要，其目的在于维持患者生命和保护机体各系统功能，减少并发症的发生。严重中毒，出现昏迷、肺炎、肺水肿以及循环、呼吸、肾衰竭时，应积极采取以下相应有效措施：①严重急性中毒者应卧床休息，加强生命体征的监护；②立即开放静脉通道、吸氧、及时清理呼吸道分泌物，保持呼吸道通畅；③烦躁、惊厥者给予镇静处理；④根据病情应用保护心、脑、肝、肾等脏器的药物；⑤纠正水、电解质和酸碱失衡，防止肺水肿、脑水肿、呼吸衰竭、休克、心脏骤停等并发症发生。

四、护理措施

（一）急救护理

1. 立即终止接触并清除毒物

（1）**吸入性中毒** 要立即将患者转移到空气新鲜环境中，松解衣领，注意保暖，清除呼吸道分泌物，保持呼吸道通畅，必要时给予吸氧。

（2）**接触性中毒** 脱去污染的衣物，用清水反复冲洗，冲洗时应注意毛发、指甲缝及皮肤皱褶处，一般至少冲洗 30 分钟，禁止用热水冲洗或乙醇擦洗，否则会加速毒物的吸收。毒物污染眼睛立即用生理盐水或清水冲洗，冲洗时间不少于 5 分钟，冲洗时，水不宜直接冲洗角膜，防止角膜穿孔。

（3）**口服中毒** 要立即阻止服用，并尽早采用催吐、洗胃和导泻。洗胃患者护理应注意：①洗胃方法的选择：神志清醒者，向患者说明目的，争取合作，采用口服催吐洗胃，昏迷者必须采用胃管洗胃；②胃管的选择：宜选用粗大带有侧孔且有一定硬度的胃管，口径太小易阻塞，管壁太软回抽时负压使管壁塌陷，引流不畅；③洗胃液的选择及温度：根据所口服毒物的性质选择洗胃液（表 9-2），温度一般为 35℃~37℃，温度过高会使胃黏膜下血管扩张，加速毒物吸收，温度过低可刺激肠蠕动将毒物推向远端，患者还可因温度过低出现寒战或心血管反应；④安置胃管：插胃管动作要轻，胃管插好后，先抽少量胃内容物，留标本做毒物鉴定，如无胃内物，可先注入少量清水或生理盐水，然后将抽出的液体做毒物鉴定；⑤洗胃的原则：快进快出，先出后入，保持出入量基本相等。每次灌洗量为 300~500ml，量少清洗速度过缓，量多易使毒物进入肠内或引起胃穿孔，一般洗胃液总量为 20000~50000ml，反复清洗直至水清、无味为止；⑥洗胃体位：洗胃时头偏向一侧，防止误吸，同时注意变换体位，以利于胃黏膜皱襞处毒物冲洗；⑦注意观察：洗胃过程中要观察患者生命体征，注意洗出液颜色气味，如有血性洗出液，应立即停止洗胃，并给胃黏膜保护剂；⑧保留胃管：洗胃完毕后，保留胃管一段时间,以便再次洗胃;⑨拔管拔管时,先将胃管前部夹住,保持一定负压,以免管内液体反流入气管内,导致吸入性肺炎。

(4) 标本送检　留取患者呕吐物、胃内容物及血、尿、便标本送检。

2. 加强病情监护

(1) 严密观察病情　密切观察患者的生命体征、意识状态、瞳孔、呼吸气味等。

(2) 保持呼吸道通畅　昏迷患者应保持呼吸道畅通,多翻身拍背按摩,防止压疮形成。

(3) 监测重要脏器功能　监测心、脑、肾、肺等重要脏器功能变化,记录24小时出入液量,维持水、电解质酸碱平衡。

(二) 一般护理

1. **饮食护理**　病情允许时,尽量鼓励患者多食高蛋白、高碳水化合物、高维生素的无渣饮食,口服中毒者不宜过早进食,待病情稳定后可试用低脂流质或半流质饮食,腐蚀性毒物中毒者应尽早给予乳类等流质饮食。

2. **保持呼吸道通畅**　随时清除呼吸道内分泌物,给予氧气吸入,必要时配合医师做好气管插管护理。

3. **及时建立有效的静脉通路**　保持输液管道通畅,达到快速补充血容量、利尿、给药及纠正电解质和酸碱失衡的目的,对昏迷或躁动不安的患者,应固定输液肢体,避免针头滑脱或药液外渗。

4. **口腔和皮肤护理**　吞服腐蚀性毒物和有呕吐患者应注意口腔黏膜护理,重症卧床患者应加强皮肤护理,以免局部受压过久造成压疮。

5. **其他对症护理**　高热者给予降温,惊厥者应注意保护患者避免受伤,尿潴留者应予以导尿,并注意导尿管的护理。

6. **留取标本**　遵医嘱留取相关标本进行毒物检测,以早期明确诊断,提高抢救成功率。

7. **心理护理**　特别应注意对自杀患者心理护理,了解心理需求,帮助患者解开心结,给予心理上的安慰、疏导。还应注意安全防护措施,清醒的患者不可独居一室,室内锐利器械和药物均应严格保管,以防再次自杀。

(三) 健康教育

1. **加强防毒宣传**　普及防毒知识,结合不同地区实际情况,因地制宜地进行防毒的健康教育,如在我国北方冬天向群众宣传预防煤气中毒知识,农忙时节,在农村宣传预防农药中毒的知识。

2. **不进食有毒或变质食品**　不食无法辨别是否有毒的蕈类,不食疑为毒死的家禽。新鲜腌制咸菜或变质韭菜含较多硝酸盐,进入肠道后被细菌还原为亚硝酸盐,吸收后使血红蛋白氧化为高铁血红蛋白导致机体缺氧,故新腌的咸菜和变质韭菜不可食用,不可食用发芽马铃薯,少许发芽马铃薯应深挖去发芽部分,并浸泡半小时以上,可煮炒食用。

3. 加强毒物管理和个人防护 加强毒物生产和使用部门的管理，在生产过程中，防止毒物"跑、冒、滴、漏"，要加强个人防护，穿防护服，戴防毒面具。生产车间和岗位应加强通风，防止毒物聚积。农药中杀虫药和杀鼠药毒性很大，要加强保管，标记清楚，防止误食。

第二节　常见急性中毒的救护

一、急性一氧化碳中毒

在生产和生活中，含碳物质燃烧不完全时可产生一氧化碳（CO），一氧化碳（CO）为无色、无臭、无刺激性的气体，不溶于水，在空气中燃烧呈蓝色火焰，与空气混合达12.5%时，有爆炸的危险。人体吸入的气体中CO含量超过0.01%时，即有急性中毒的危险。

（一）病因和发病机制

1. 病因

（1）生活性中毒　是最常见原因，主要是生活用煤气泄漏或冬季取暖时煤炉通风不良造成的，利用煤气自杀或他杀也是常见原因。

（2）工业性中毒　生产过程中违反操作规程或发生意外事故如高炉炼钢、炼铁、煤气管道漏气，煤矿瓦斯爆炸等都可产生大量一氧化碳。

> **知识链接**
>
> **一氧化碳的用途**
>
> 一氧化碳燃烧时发出蓝色的火焰，放出大量的热。因此一氧化碳可以作为气体燃料。一氧化碳作为还原剂，高温时能将许多金属氧化物还原成金属单质，因此常用于金属的冶炼。如：将黑色的氧化铜还原成红色的金属铜：$CO + CuO = Cu + CO_2$；将氧化锌还原成金属锌：$CO + ZnO = Zn + CO_2$。一氧化碳还有一个重要性质：在加热和加压的条件下，它能和一些金属单质发生反应，组成分子化合物。如 $Ni(CO)_4$（四羰基镍）、$Fe(CO)_5$（五羰基铁）等，这些物质都不稳定，加热时立即分解成相应的金属和一氧化碳，这是提纯金属和制得纯一氧化碳的方法之一。

2. 中毒机制　CO中毒主要引起组织缺氧。CO吸入体内后，85%与血液中红细胞的血红蛋白（Hb）结合，形成稳定的COHb。CO与Hb的亲和力比氧与Hb的亲和力大240倍，COHb不能携带氧，且不易解离，是氧合血红蛋白（HbO_2）解离度的1/3600。又由于血中CO使氧离曲线左移，HbO_2中的O_2与Hb结合较前紧密，组织缺氧加重。中枢神经系统对缺氧最为敏感，故首先受累。脑内小血管麻痹、扩张。脑内三磷腺苷在无氧情况下迅速耗尽，钠离子蓄积于细胞内，严重者有脑水肿，继发脑血管病变及皮质或基底节的局灶缺血性坏死以及广泛的脱髓鞘病变，致使少数患者发生迟发性脑病。心肌缺氧表现为心肌损害和各类心律失常。此外高浓度的一氧化碳还可与肌红蛋白结合，损害线粒体功能，还可与细胞色素氧化酶结合，抑制细胞色素氧化酶活性，阻碍细胞对氧的利用。

（二）护理评估

1. 病史 生活性中毒应详细询问发病现场情况，了解患者中毒时所处的环境，停留的时间、个人健康史以及同室其他人员有无类似症状，工业性中毒多见于意外事故，常为集体中毒。

2. 临床表现 中毒症状的轻重与吸入一氧化碳的浓度和吸入时间的长短成正比，也与个体的健康状况及人体对一氧化碳的敏感性有关。如妊娠、嗜酒、贫血、营养不良、慢性心血管疾病或呼吸道疾病等均可加重中毒的程度。根据临床表现和血液中碳氧血红蛋白含量，将中毒分为轻度、中度、重度三级。

（1）轻度中毒　患者可有头痛、头晕、恶心、呕吐、心悸、四肢乏力以及嗜睡、意识模糊等表现，血液中 COHb 含量在 10%～30%，如能及时脱离中毒环境，吸入新鲜空气，症状可很快消失。

（2）中度中毒　除轻度症状加重外，患者面色潮红、皮肤黏膜呈樱桃红色、呼吸与脉搏加快、多汗甚至出现浅昏迷，COHb 含量在 30%～50%，经积极抢救治疗数小时后可清醒，可无明显的并发症和后遗症。

（3）重度中毒　患者除上述症状外迅速出现深昏迷，初期四肢肌张力增强，以后各种反射减弱消失，常并发肺水肿、脑水肿、心律失常、休克等，COHb 含量在 50% 以上，抢救存活者可留有神经系统后遗症，严重者可导致中毒性精神病。

3. 并发症 急性一氧化碳中毒后迟发脑病（神经精神后发症）中毒患者经抢救意识恢复后，约经过 2～60 天的"假愈期"，发生中毒后迟发脑病，可出现下列临床表现之一：

（1）精神意识障碍　出现痴呆，谵妄或去大脑皮质状态。

（2）锥体外系功能障碍　震颤麻痹综合征。

（3）锥体外系神经损伤　偏瘫、病理反射阳性或大小便失禁。

（4）周围神经及球后视神经炎

4. 辅助检查

（1）血液 COHb 测定　是 CO 急性中毒的特异性诊断指标，有助于分度及估计预后，应在脱离现场 8 小时内采血。

（2）脑电图检查　中、重度患者可见低波幅慢波。

（3）头颅 CT 检查　脑水肿时可见病理性密度减低区。

5. 心理社会状况 患者因起病急，短期内病情即可严重，且多为意外，无思想准备而且焦虑不安，由于防护措施不当，发生中毒时，感到懊悔，重度中毒常因并发迟发性脑病出现悲观、失望、自卑厌世心理。

（三）救治原则

1. 现场急救　迅速将患者转移到空气新鲜处，如在室内应立即开窗通风，松开衣领和裤带，保持呼吸道通畅，注意保暖。有条件应给予吸氧，呼吸、心脏骤停者，应立即行心肺复苏术。

2. 积极纠正缺氧　吸入氧气能加速COHb解离，促使CO排出，恢复血红蛋白携氧能力。有条件应立即用高压氧治疗，尤其对伴有昏迷COHb>25%的患者，应用高压氧治疗，早期治疗有效率可达95%，高压氧治疗最好在中毒后4小时内进行，若中毒超过36小时，则效果较差。

3. 防治脑水肿　严重中毒后2~4小时即可出现脑水肿，24~48小时达高峰，并可持续几天，常用20%甘露醇静脉快速滴入。

4. 促进脑细胞代谢　常用ATP、辅酶A、细胞色素C、胞二磷胆碱等。

5. 对症治疗　抽搐者给予地西泮（安定），高热用物理降温方法，呼吸衰竭应保持呼吸道通畅，及时实施气管插管、气管切开或行辅助机械通气，肺部有感染迹象者应给予有效抗生素治疗等，注意加强营养支持，纠正水电解质和酸碱失衡。

（四）护理措施

1. 急救护理

（1）**立即脱离中毒环境**　做好现场救护，取平卧位，清除呼吸道分泌物，注意保暖。

（2）**积极纠正缺氧**　轻度或中度中毒者用面罩或鼻导管给氧，重度者用高压氧治疗，应注意观察高压氧疗效及负面影响，尤其注意有无氧中毒先兆表现，如面色苍白、口唇、眼睑、前额及手部肌肉颤抖、面部出汗、心率减慢。

（3）**加强监护**　①严密观察病情变化，对重度中毒患者注意生命体征变化，一旦病情恶化，应及时通知医师予以相应处理；②昏迷患者应保持呼吸道通畅，定时翻身，防止产生压疮和肺炎，高热抽搐应采用物理降温法如头部用冰帽、体表用冰袋，使体温保持在32℃左右；③昏迷苏醒患者密切观察神经系统并发症发生，延长临床观察时间至2周，准确纪录24小时出入量、速度、以防脑水肿、水电解质失衡的发生；④中毒后迟发脑病，一旦出现，及时高浓度吸氧，有条件高压氧舱治疗，氧流量8~10L/min。

2. 一般护理

（1）**饮食护理**　轻、中度一氧化碳中毒后，神志清醒患者可给予清淡、易消化的流质或半流质饮食，宜选用高蛋白、高热量、高维生素、少辛辣刺激、少油腻的食物。重度一氧化碳中毒者昏迷期间予以鼻饲，呕吐者应加强口腔护理，头偏向一侧，防止分泌物阻塞呼吸道。

（2）**对症护理**　惊厥抽搐患者，应做好安全防护，防止自伤或坠伤，尿潴留应给予导尿，并注意导尿管的护理，勤翻身，多拍背按摩，以防压疮形成和肺炎发生。

（3）**心理护理** 轻、中度一氧化碳中毒者，不留后遗症，但患者担心有后遗症发生，因此护理人员应关心疏导，消除患者思想顾虑。重度一氧化碳中毒患者，留有严重的神经系统后遗症，神志清醒后，常产生紧张、恐惧、焦虑心理反应，护理人员应多守候在病室，与患者交谈，建立良好护患关系，增加患者信任和安全感，增强康复信心，更好地配合护理和功能锻炼。

（五）健康教育

1. **卫生宣教** 加强预防一氧化碳中毒的宣传工作，特别在冬季应提高自我防护意识，居室内煤炉要安装烟囱，并注意通风。

2. **生产防护** 企业生产过程中，认真执行操作规程，注意劳动保护，专人定期监测环境中一氧化碳浓度，必须进入高浓度一氧化碳环境内工作时，须戴好特制的防毒面具。

3. **警惕中毒症状** 凡有可能接触一氧化碳的人出现头晕、头痛、恶心症状，应立即离开所在环境，吸入新鲜空气，症状不缓解者及时就医治疗。

4. **休息** 重度中毒后苏醒患者，应绝对卧床休息，密切观察2周，以防中毒后迟发脑病发生。

5. **出院指导** 患者出院时留有后遗症，应鼓励树立继续治疗的信心，如有智力丧失或智力低下者，应嘱家属细心照料，教会家属对患者进行语言和肢体功能训练的方法。

二、有机磷农药中毒

有机磷农药中毒，是指有机磷农药短时间内进入人体，抑制胆碱酯酶的活性，引起乙酰胆碱蓄积，使胆碱能神经受到持续冲动，导致先兴奋后衰竭的毒蕈碱样、烟碱样和中枢神经系统等症状，严重患者可因昏迷和呼吸衰竭而死亡。

有机磷农药是目前使用最广泛的农业杀虫药，对人畜均有毒性，大多呈油状或结晶状，色泽淡黄至棕色，有挥发性，呈大蒜臭味，一般难溶于水，易溶于多种有机溶剂，在碱性或高温条件下易分解失效，但敌百虫除外，在碱性条件下变为毒性更强的敌敌畏。

> **知识链接**
>
> **有机磷农药种类**
>
> 有机磷农药属有机磷酸酯类化合物，是使用最多的杀虫剂。它的种类较多，包括甲拌磷（3911）、内吸磷（1059）、对硫磷（1605）、特普、敌百虫、乐果、甲基对硫磷（甲基1605）、二甲硫吸磷、敌敌畏、甲基内吸磷（甲基1059）、氧化乐果、久效磷等。

（一）病因和发病机制

1. 病因

（1）**生产性中毒** 生产过程中设备密闭不严，化学物质跑、冒、滴、漏使生产者中毒。

（2）**使用性中毒** 使用过程中，不注意个人防护，违反操作规程，有机磷农药经呼吸道、皮肤吸收中毒。

（3）**生活性中毒** 生活环境中，服用了被有机磷农药污染的水源和食物，误服、自服或他杀服杀虫药，经消化道吸收而中毒。

2. 中毒机制
有机磷农药的中毒机制主要是抑制体内胆碱酯酶的活性。有机磷农药进入机体后与体内胆碱酯酶迅速结合，形成磷酰化胆碱酯酶，抑制了胆碱酯酶的活性，使乙酰胆碱不能被水解为乙酸及胆碱失去活性，组织中乙酰胆碱过量蓄积，导致胆碱能神经功能紊乱，先兴奋，后抑制。

（二）护理评估

1. 病史
应详细询问有机磷农药侵入时间、途径、剂量，生产性和使用性中毒有明确的接触史，生活性中毒多为误服或自服，有的间接接触或摄入，要注意询问陪同人员现场有无药、呕吐物气味等。

2. 临床表现
急性有机磷农药中毒，发病时间与毒物种类剂量和侵入途径密切相关，经皮肤吸收中毒，一般在接触2~6小时后发病，口服中毒后10分钟~2小时内出现症状。

（1）**毒蕈碱样症状** 又称M样症状，主要表现为平滑肌痉挛和腺体分泌增加，如瞳孔缩小、恶心、呕吐、腹部绞痛、多汗、流泪、流涎等，可用阿托品对抗。

（2）**烟碱样症状** 乙酰胆碱在横纹肌神经肌肉接头处过度蓄积和刺激，使颜面、眼睑、舌、四肢和全身横纹肌发生肌纤维颤动，甚至全身肌肉发生强直性痉挛。患者常有肌束颤动、牙关紧闭、抽搐、全身紧束和压迫感，而后肌力减退和瘫痪，呼吸肌麻痹可引起周围性呼吸衰竭，不能用阿托品对抗。

（3）**中枢神经系统症状** 头晕、头痛、乏力、共济失调、烦躁不安、谵妄、抽搐、意识模糊和昏迷等。

（4）**中毒后"反跳"现象** 有机磷农药中毒后，经急救后临床症状好转，可在数天至1周内突然再次昏迷，甚至发生肺水肿、呼吸衰竭，导致突然死亡，这可能与残留在皮肤、毛发、指甲和胃肠道的有机磷农药重新吸收或解毒药减量过快或停用过早等原因有关。

（5）**迟发性多发性神经病** 少数患者重度中毒症状消失后2~3周可发生迟发性神经病，主要累及肢体末端，表现为肢端麻木、疼痛、甚至四肢肌肉萎缩，下肢瘫痪等。

（6）**中间型综合征** 少数患者急性中毒症状缓解后而迟发性多发性神经病发病之前，一般在中毒后1~4天突然发生肢体近端肌肉、脑神经支配的肌肉甚至呼吸肌麻痹死亡。

（7）**中毒程度** 急性有机磷中毒按病情分为三级：①轻度：头痛、头晕、恶心、呕吐、多汗、流涎、视力模糊、瞳孔缩小，血胆碱酯酶活力70%~50%；②中度：除轻度中毒症状外，伴有肌纤维颤动，瞳孔明显缩小，轻度呼吸困难，意识模糊，步态蹒跚，血胆碱酯酶活力50%~30%；③重度：除中度中毒症状外，出现肺水肿、脑水肿、极度呼吸困难、昏迷，血胆碱酯酶活力30%以下。

3. **实验室检查**

（1）**全血胆碱酯酶（CHE）活力测定** 是诊断急性有机磷农药中毒程度的重要指标。

（2）**尿中有机磷农药分解产物测定**

4. **心理社会状况** 误服误用患者，因突然发病易产生焦虑、紧张、恐惧心理，并担心日后是否留有后遗症，蓄意服毒患者，心理素质差，缺乏自我调节和控制能力，易出现激动、愤怒的情绪反应，个别患者甚至产生再次自杀想法。

（三）救治原则

1. **迅速清除毒物** 根据中毒途径采取相应措施，呼吸道吸入，立即脱离现场，转移到空气新鲜环境，皮肤接触中毒，脱去污染的衣物，用清水或肥皂水彻底清洗，口服中毒者，用清水或2%碳酸氢钠（敌百虫忌用）或1:5000高锰酸钾（对硫磷忌用）彻底洗胃。

2. **特效解毒剂应用** 应用原则为早期、足量、联合、重复用药。

（1）**胆碱酯酶复活剂** 常用药物为解磷定、氯磷定、双复磷、双解磷。有机磷农药和血胆碱酯酶结合，胆碱酯酶72小时后老化，胆碱酯酶复活剂不能复活，宜早期应用，持续时间不超过72小时。

（2）**抗胆碱药** 常用阿托品，根据病情每10~30分钟给药1次，直到阿托品化为止，阿托品化临床表现，瞳孔较前扩大、颜面潮红、口干、皮肤干燥、心率增快、肺内湿啰音基本消失，意识苏醒。

胆碱酯酶复活剂与抗胆碱药联合应用，是治疗有机磷农药中毒最理想的方法。轻度中毒亦可单独应用胆碱酯酶复活剂，两种药物联合应用时，阿托品剂量应减少。

（3）**复方制剂** 常用解磷定注射液，既能对毒蕈碱样、烟碱样和中枢神经系统有较好的拮抗作用，又能对失活的胆碱酯酶有复活作用。

3. **对症治疗** 有机磷农药中毒主要的死亡原因是呼吸衰竭，对症治疗以维持正常呼吸功能为重点，如保持呼吸道通畅、吸氧、应用呼吸机辅助呼吸。

（四）护理措施

1. **急救护理**

（1）**迅速清除毒物** 将患者转移到空气新鲜环境中，松开衣领保持呼吸道通畅，必要时吸氧，清水冲洗时要注意毛发、指甲、皮肤。

(2) **病情观察** ①加强生命体征的监测,尤其是呼吸变化;②应用阿托品的观察与护理:注意观察瞳孔大小、皮肤情况、心率变化、神经系统,区分阿托品化与阿托品中毒(表9-3);③胆碱酯酶复活剂的观察与护理:氯磷定疗效高水溶性大,副作用小,使用方便,可肌注给药,不良反应有短暂的眩晕、视力模糊或复视、血压升高。解磷定用药剂量大,水溶性低又不稳定,使用不方便,可有口苦、咽痛、恶心、血压升高等,注射过快可引起短暂性呼吸抑制,药液有刺激性,漏于皮下引起剧痛和麻木感,不宜肌肉注射;④应用解磷定注射液的观察与护理:注意观察不良反应的发生,如瞳孔散大、口干、颜面潮红、心率加快等,过量可出现头痛、头昏、烦躁不安、抽搐和尿潴留等症状;⑤密切观察,防止"反跳"与猝死的发生,一般多发生在中毒后2~7天,其死亡率占急性有机磷农药中毒的7%~8%。密切观察病情变化,一旦出现胸闷、流涎、出汗、言语不清、吞咽困难、意识模糊等,应争分夺秒地抢救患者,迅速通知医师进行处理。

表9-3 阿托品化与阿托品中毒的主要区别

	阿托品化	阿托品中毒
神经系统	意识清楚或模糊	谵妄、幻觉、抽搐、昏迷
瞳孔	由小扩大后不再缩小	极度扩大
皮肤	颜面潮红、干燥	紫红、干燥
体温	正常或轻度升高(<39℃)	高热(39℃以上)
心率	增快≤120次/分	心动过速,甚至有心室纤颤

2. 一般护理

(1) **饮食护理** 禁食1~3天,昏迷3~5天患者应鼻饲补充营养。

(2) **口腔护理** 阿托品的使用,患者唾液分泌量减少,插胃管对口腔和咽喉部黏膜造成损伤,易导致口腔感染,应做好口腔护理,清醒患者给予清水或盐水漱口,昏迷患者每日做1~2次口腔护理,口唇干裂涂甘油或石蜡油。

(3) **对症护理** 高热者采用物理降温,惊厥者使用药物控制抽搐,防止外伤和坠床事故发生,尿潴留予以导尿,注意导尿管的护理。

3. 心理护理 了解引起中毒的明确原因,根据不同心理特点予以心理指导,自杀患者,护理人员应端正自己的态度,去除厌烦情绪,以诚恳的态度与患者交流,向患者解释自杀的危害性,开导说出心理问题建立良好护患关系,同时认真做好家属的思想工作,共同打消患者自杀念头,正确对待人生,提高心理应激能力,使患者出院后更好地适应社会生存。

(五) 健康教育

1. 普及预防有机磷农药中毒的相关知识 向生产者、使用者特别是农忙时期向农民广泛宣传各类有机磷农药可通过皮肤、呼吸道、消化道进入人体引起中毒。喷洒农药时严格遵守操作规程,加强个人防护,穿长袖衣裤及鞋袜,戴口罩、帽子及手套,下工后用肥皂水洗净手和脸后，才能进食、吸烟，污染的衣物应及时洗净，盛农药用具要专用，严禁装食品、牲口饲料等。生产和加工有机磷化合物工厂，生产设备应密闭，并经常进行检修，防止有机磷化合物外溢，工人应定期体检，测定全血胆碱酯酶活力，若全血胆碱酯酶活力在60%以下时，应尽早治疗，不宜再工作。

2. **出院指导** 患者出院时应交代，需在家休息2~3周，按时服药，不可单独外出，防止发生迟发性多发性脑神经损害。

3. **心理支持** 自杀中毒患者出院时，应学会如何应对外界刺激的方法，争取家庭和社会理解支持。

三、镇静催眠药中毒

镇静催眠药物中毒指一次性或短时间内服用或静脉应用具有镇静、催眠作用的药物，表现以中枢神经系统抑制为主，严重者可导致死亡。

（一）病因及中毒机制

1. **病因** 常为药物的滥用、误服和自杀，绝大多数为口服，少数为静脉注射。

2. **中毒机制**

（1）苯二氮䓬类 常用药物长效地西泮（安定）、氯氮䓬（利眠宁）、氟西泮（氟安定）等，中效阿普唑仑、短效类三唑仑，主要能增强γ-氨基丁酸（GABA）能神经传递功能和突触抑制效应，苯二氮䓬结合位点分布状况与中枢抑制递质γ-氨基丁酸的分布基本一致，苯二氮䓬类与苯二氮䓬受体结合后，能增强GABA与GABA受体相结合的作用，GABA受体是氯离子通道门控受体，氯离子通道开放频率增加，氯离子内流，产生突触后抑制效应。

（2）巴比妥类 常用药物长效苯巴比妥（鲁米那）、中效异戊巴比妥、短效司可巴比妥和超短效硫喷妥钠。巴比妥类对GABA能神经与苯二氮䓬类相似的作用，但巴比妥类延长氯离子通道开放时间增加氯离子内流，同时苯二氮䓬类主要选择性作用于边缘系统，影响情绪和记忆力，巴比妥类主要作用于网状结构上行激活系统，而引起意识障碍。

（3）非巴比妥类非苯二氮䓬类 常用水合氯醛、甲丙氨酯（眠尔通）、格鲁米特、甲喹酮等，对中枢神经系统的抑制作用与巴比妥类相似。

（二）护理评估

1. **病史** 有可靠的应用镇静催眠药史，了解药物种类、剂量和服用时间，服药前后是否有饮酒史，发病前有无情绪变化。

2. **临床表现**

（1）苯二氮䓬类中毒 中枢神经系统抑制较轻，主要症状为头晕、嗜睡、言语含糊不清、意识模糊，共济失调。很少出现长时间昏迷和呼吸抑制等严重症状，如出现应考虑同时服用了其他镇静催眠药或酒等。

(2) 巴比妥类中毒 ①轻度中毒：嗜睡、情绪不稳定、注意力不集中、记忆力减退、共济失调、发音含糊不清、步态不稳，眼球震颤。②重度中毒：进行性中枢神经系统抑制，由嗜睡到深昏迷，呼吸抑制由呼吸浅而慢到呼吸停止，心血管功能由低血压到休克，体温下降常见，肌张力下降，腱反射消失，胃肠蠕动减慢，皮肤水疱。长期昏迷患者并发肺炎、肺水肿、脑水肿、肾衰竭对生命构成威胁。③非巴比妥类非苯二氮䓬类：水合氯醛中毒：心律失常，肝肾功能损害，口服时胃部烧灼感；甲丙氨酯中毒：血压下降；格鲁米特中毒：意识障碍有周期性波动，抗胆碱能神经症状，如瞳孔散大等；甲喹酮中毒：明显的呼吸抑制，出现锥体束征，如肌张力增强、腱反谢亢进、抽搐等。

3. 实验室检查

(1) 留取标本 患者胃容物、血液、尿液标本检测，对诊断有参考意义。

(2) 血液生化检查 包括血糖、尿素氮、肌酐、电解质等。

4. 心理社会状况 某些患者因失眠需长期服用各类催眠药物，易产生精神依赖性，患者在治疗剂量时常有头晕、困倦和情绪低落等不良反应。

(三) 救治原则

1. 迅速清除毒物 ①洗胃；②活性炭及导泻剂的应用；③碱化尿液、利尿，可减少毒物在肾小管中重吸收，常用呋塞米和5%碳酸氢钠；④血液透析、血液灌流：苯巴比妥类中毒危重患者可考虑用，苯二氮䓬类中毒无效。

2. 特效解毒剂应用 氟马西尼是苯二氮䓬类拮抗剂，用法：0.2mg 缓慢静脉注射，需要时重复注射，总量可达 2mg。巴比妥类中毒无特效解毒剂。

3. 中枢神经兴奋剂应用 一般不常规应用，深昏迷重症患者可适量应用，常用贝美格（美解眠）50~100mg。

4. 维持昏迷患者的重要脏器功能

(1) 保持呼吸道畅通，深昏迷患者气管插管。

(2) 维持血压，及时输液和补充血量。

(3) 心脏监护。

5. 对症治疗 有肝功能损害，保肝治疗。肌肉痉挛及肌张力障碍，可用苯海拉明。

(四) 护理措施

1. 急救护理

(1) 迅速清除毒物 ①口服中毒者早期用清水或 1:5000 高锰酸钾洗胃，服药量大超过6小时仍需洗胃；②应用活性炭：一般用2倍水制成混悬液口服或胃管内注入，导泻一般不用硫酸镁。

(2) 观察病情 ①意识状态和生命体征观察，若瞳孔散大，血压下降呼吸变浅或不规则，提示病情恶化，应及时向医师报告，采取紧急处理措施；②药物治疗观察：注意观察药物作用及患者反应，监测脏器功能变化。

2. 一般护理

（1）**饮食护理**　昏迷时间超过 3~5 天，应鼻饲补充营养。

（2）**对症护理**　昏迷、抽搐可用脱水剂和利尿剂，减轻脑水肿，并做好安全防护工作。

3. 心理护理　自杀患者意识恢复后，应了解自杀的原因，去除厌烦情绪，解释自杀危害性，树立正确的人生观，不宜让患者独自留在病房内，防止再度自杀。

（五）健康教育

镇静催眠药处方、使用、保管应加强管理，特别是在家庭中或患者本人有情绪不稳定或精神不正常者。向失眠患者宣教睡眠紊乱原因及一些避免失眠的方法，如保持乐观情绪、睡前饮牛奶、禁饮兴奋性饮料、热水泡脚等。

第三节　中　暑

正常人体在下丘脑体温调节中枢的控制下，体内产热与散热处于动态平衡，使体温维持在37℃左右。当环境温度在35℃以下时，通过辐射、传导与对流的途径散发热量约占人体总量的70%。当空气干燥、气温超过35℃时，蒸发散热几乎成为机体最重要也是唯一的散热方式。此外，机体还排泄大小便、外界空气进入体内时经鼻腔吸热等方式散热。中暑是指人体处于热环境中，体温调节中枢发生障碍，突然发生高热、皮肤干燥、无汗及意识丧失或惊厥等为临床表现的一种急性疾病，又称急性热致疾患。

一、病因及发病机制

1. 病因

（1）**环境温度过高**　人体可获得热量。

（2）**机体产热增加**　孕妇及肥胖者产生热量增加，建筑工人、农民在高温环境中进行强体力劳动。

（3）**机体散热减少**　穿透气性不好的衣物、环境温度较高、汗腺功能障碍及先天性汗腺缺乏症、系统性硬化病，大面积皮肤烧伤后瘢痕形成等。

（4）**致机体热适应能力下降的因素**　热负荷增加时，机体会产生应激反应，通过神经内分泌的各种反射调节来适应环境变化，维持正常的生命活动，当机体这种调节能力下降时，对热的适应能力下降，机体容易发生代谢紊乱而发生中暑。如糖尿病、心血管疾病、老年人、久病卧床者、产妇、常年在恒温条件下工作的人。

2. 中暑机制　当外界环境温度增高时，机体大量出汗，引起失水、失盐。若机体以失盐为主，导致血钠降低，易发生热痉挛　大量液体丧失会导致失水、血液浓缩、血容量不足，若同时发生血管舒缩功能障碍，则易发生外周循环衰竭　外界环境增高，机体散热绝对或相对不足，汗腺疲劳，引起体温调节中枢功能障碍，致体温急剧增高，产生严重的生理和生化异常而发生热射病。

二、护理评估

1. 病史 重点询问患者有无引起机体产热增加、散热减少的原因存在,如有无在高热环境中长时间工作、未补充水分等病因存在,此为中暑的主要诊断依据。同时询问患者既往健康史,如有无适应性不良等体质虚弱的状况。

2. 临床表现

(1) 先兆中暑 高温环境中劳动工作一定时间后出现疲乏、头晕、多汗、口渴、眼花、耳鸣、胸闷、心悸、恶心、注意力不集中,体温正常或略升高,此时若及时脱离高温环境,稍事休息症状即可缓解。

(2) 轻度中暑 除先兆中暑症状外,尚有面色潮红,早期周围循环衰竭的表现,如面色苍白、四肢皮肤湿冷、多汗、脉搏细速、血压下降等,体温在38℃以上,及时进行有效的处理,3~4小时即可恢复。

(3) 重度中暑 除具有轻度中暑症状外,伴有高热、痉挛、晕厥和昏迷。根据发病机制和临床表现可分为:①热痉挛:多见于健康青壮年。大量出汗后肌肉痉挛、疼痛,多发生在四肢肌肉、腹直肌,最常见于腓肠肌,体温大多正常;②热衰竭:此型最常见,多见于老年人、孕妇、儿童。由于出汗过多,补液不足,血容量不足,出现周围循环衰竭的表现。体内无热量蓄积,体温大多正常;③热射病:常发生年老体弱或原有慢性病患者。以高热、无汗、意识障碍为特征性表现,多发在高温持续季节,体温迅速升高达40℃以上,严重时出现休克、心力衰竭、肺水肿、肝肾衰竭或弥散性血管内凝血而死亡。

3. 实验室检查 白细胞总数及中性粒细胞增高,血钠、血氯降低,血尿素氮、血肌酐可升高。

三、救治原则与护理

(一) 急救原则

迅速使患者脱离高温环境,降温和保护重要脏器功能。

1. 脱离高温环境 迅速使患者脱离高温环境,到阴凉通风处或20℃~25℃的室内,解开或脱去外衣,取平卧位。

2. 降温 降温措施包括物理降温和药物降温。

(1) 物理降温

1) 环境降温:使患者所处环境温度降低,需要时可用风扇、空调或患者床下放置冰块。

2) 体表降温:①头部降温,可用冰帽;②用冰水或酒精擦浴,使全身皮肤血管扩张,血液循环增加,皮肤散热增加而降温;③冰水浴:将患者浸在4℃冰水中,不断按摩四肢,使血管扩张,促进散热,每10~15分钟测肛温一次。

3) 体内降温:①4℃~10℃5%葡萄糖盐水1000ml经股动脉向心性注入,对老年患者应防止肺水肿和心力衰竭发生；②4℃~10℃葡萄糖盐水1000ml注入患者胃内；③4%葡萄糖盐水保留灌肠。

（2）**药物降温** 必须与物理降温同时使用，药物降温可防止肌肉震颤，机体分解代谢减小，减少机体产热，常用药物为氯丙嗪25~50mg。

3. **对症处理** 保持呼吸通畅，纠正水、电解质紊乱，发生早期周围循环衰竭患者，应补液，防治急性肾衰、脑水肿、感染等并发症。

（二）护理措施

1. 降温护理

（1）**体表降温** ①用冰水或酒精擦浴时，要不断按摩四肢及躯干皮肤，以促进散热；②冰水敷擦时应注意冰袋放置位置，及时更换，尽量避免长时间放同一部位以免冻伤；③老年人、新生儿、昏迷、休克、心力衰竭患者，不能耐受4℃冰浴应禁用；④冰帽头部降温时应及时放水和添加冰块；⑤酒精全身擦浴的手法为拍打式，不应用摩擦式手法，摩擦易产生热量，禁擦胸部、腹部及阴囊、颈后枕部、背部等处。

（2）**观察肛温** 降温过程应密切监测肛温，每15~30分钟测量1次，测得肛温38℃，应暂停降温，以免体温过低，若体温回升，可再次降温。

（3）**药物降温** 应用药物降温时，氯丙嗪剂量不宜过大，应注意滴速，严密监测血压变化。

2. 对症护理

（1）**保持呼吸道通畅** 保持呼吸道通畅，及时清除呼吸道分泌物，必要时吸氧。

（2）**皮肤护理** 高热大汗应及时更换衣裤及被褥，注意皮肤清洁防止压疮。

（3）**安全保护** 对惊厥患者，应注意保护，防止外伤和坠床。

3. 心理护理
意识清醒患者，应做好解释工作，消除紧张情绪，安慰患者，配合医疗救护工作。

（三）健康教育

1. **卫生宣教** 加强防暑降温知识宣传，提高群众保健意识，夏季住处要通风降低室温，出门带防暑工具，如遮阳伞、凉帽、太阳镜等，穿透气、宽松衣服，不宜长时间在太阳下暴晒。老年人、妊娠妇女、儿童及慢性病，对高温耐受性差，尤其需注意加强个人防护。

2. **防暑降温** 高温作业的车间，应注意合理安排工作时间，减轻劳动强度，改善劳动条件，加强通风，补充水分和盐类。

3. **警惕先兆症状** 一旦出现中暑先兆，应及时采取有效措施，严重者立即送往医院救治。

第四节 淹 溺

淹溺是指人淹没于水中，呼吸道被水、泥沙、杂草等杂质堵塞，引起换气功能障碍、反射性喉头痉挛而缺氧、窒息,并处于临床死亡状态。从水中救出后暂时窒息,尚有大动脉搏动者称为近乎淹溺,淹溺后窒息合并心脏停搏者称为溺死。

一、病因及发病机制

1. 病因

(1) **意外事故** ①不会游泳者落入水中;②人不慎跌入粪池、古井、污水池、化学物质储存池,造成淹溺及全身损伤、中毒等;③会游泳者因游泳水域杂草丛生,水流过急,手足被缠绕不能自拔;④自杀行为。

(2) **水上、水中运动意外** ①水上运动跳水或潜水意外,如头颈或脊髓损伤;②长时间潜水,血氧饱和度降至40%~60%时,出现头晕、头痛、肌无力、共济失调,则易诱发淹溺。

(3) **其他** ①潜在性疾病:潜在性心、脑血管等慢性病在水中发作可引起淹溺;②酒后游泳或游泳前服用其他药物。

2. 发病机制 根据发病机制,淹溺可分为两类,即干性淹溺和湿性淹溺。

(1) **干性淹溺** 指人淹于水中,因惊慌、恐惧、骤然寒冷等强烈刺激,喉头痉挛导致窒息,呼吸道和肺泡很少或无水吸入,约占淹溺者的10%。

(2) **湿性淹溺** 指人淹没于水中,缺氧不能坚持屏气而深呼吸,大量水分充满呼吸道和肺泡发生窒息,约占淹溺的90%。

根据淹溺水域不同分为淡水淹溺和海水淹溺。①淡水淹溺:江、河、湖泊中的水渗透压低,属于淡水,吸入后经肺组织渗入肺毛细血管,进入血液循环,血容量剧增引起肺水肿和心力衰竭,低渗性液体使红细胞肿胀破裂,发生溶血,大量钾离子和血红蛋白释出入血,引起高钾血症和高血红蛋白血症。高钾血症可致心脏骤停。过量血红蛋白可堵塞肾小管引起急性肾衰竭,淡水进入血液循环稀释血液出现低钠低氯血症。②海水淹溺:海水俗称咸水,含有高渗的3.5%氯化钠和大量钙盐、镁盐,高渗性液体进入肺泡内,引起急性肺水肿,同时出现阻碍性交换,造成体内二氧化碳潴留、血液浓缩、血容量降低、高钠血症等症状。

二、护理评估

1. 病史 有溺水病史,并向陪同人员详细询问淹溺的时间、地点、水源性质,指导急救,提高抢救效果。

2. 临床表现 淹溺患者表现为神志丧失,呼吸停止及大动脉搏动消失,处于临床死亡状态,近乎淹溺患者的临床表现个体差异较大,与溺水持续时间、吸入水多少、吸入水性质及器官损害范围有关。

(1) **症状** 近乎淹溺者可有头痛或视觉障碍、剧烈咳嗽、胸痛、呼吸困难、咳粉红色泡沫样痰,海水淹溺口渴感明显,最初数小时可有寒战发热。

(2) **体征** 皮肤发绀、颜面肿胀、球结膜充血、口鼻充满泡沫和泥污,常出现精神状态变化、烦躁不安、抽搐、昏睡和肌张力增高,呼吸表浅、急促或停止,肺部可闻及干、湿啰音，偶有喘鸣音。心律失常、心音微弱或消失。腹部膨隆，四肢厥冷，有时可伴有头、颈部损伤。

3. 辅助检查

（1）**实验室检查**　白细胞轻度升高，淡水淹溺血钾升高，血钠血氯降低，海水淹溺血钠升高。

（2）**影像学检查**　胸部X线检查，常显示斑片状浸润，有时出现典型肺水肿征象。

（3）**心电图检查**　心电图显示不同类型的心律失常。

4. 心理社会状况
意外淹溺患者受到强烈惊吓，被救后感到恐惧，自杀淹溺患者往往情绪不稳定或抑郁。

三、救治原则与护理

（一）救治原则

迅速将淹溺者救出水面，立即恢复有效通气，进行有效的心肺脑复苏，根据病情对症处理。

（二）护理措施

1. 现场救护

（1）**迅速将淹溺者救出水面**　救护者应镇静，尽可能脱去衣裤，尤其鞋，游到淹溺者附近，在淹溺者后面，一手托着头或颈，将面部托出水面，或抓住腋窝仰游，将淹溺者救上岸。

（2）**保持呼吸道通畅**　立即清除口、鼻中的污泥、水草，有义齿者应取下，并将舌头拉出，牙关紧闭者应用力将口张开，松解领口、领带、紧裹的内衣、胸罩和腰带，确保呼吸道通畅。

（3）**迅速排出胃内积水**　迅速倒出淹溺者呼吸道及胃内积水，可用以下方法：①膝顶法：急救者半蹲位，一腿跪地一腿屈膝，将淹溺者腹部横放于救护者屈膝大腿上，使头部下垂，并用手按压背部，使呼吸道及胃内水倒出（图9-1）；②肩顶法：急救者抱住淹溺者双腿，将腹部放在急救者的肩部，使淹溺者头胸下垂，快速奔跑，倒出积水（图9-2）；③抱腹法：急救者从溺水者背后双手抱住腰腹部，使淹溺者背部在上，头胸部下垂，摇晃淹溺者倒出积水（图9-3）。切忌倒水时间过长，影响心肺脑复苏的进行。

（4）**心肺复苏术**　心跳、呼吸停止，应立即现场进行心肺脑复苏。

（5）**注意保暖**　患者心跳、呼吸恢复后，换下湿冷衣物，用干爽毯子包裹复温，清醒者可给热饮料。

2. 院内救护

（1）**密切观察病情变化**　注意患者神志、呼吸频率、深度，观察有无咳痰，颜色性状，听诊肺部有无啰音，心率情况，留置导尿，准确记录尿量、颜色，监测血钾、血钠、血氯浓度。

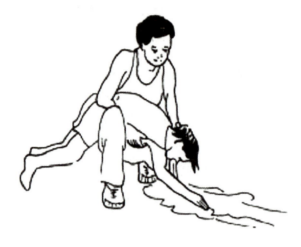

图9-1 膝顶法

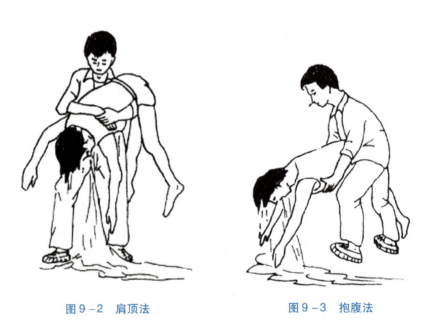

图9-2 肩顶法　　　　图9-3 抱腹法

（2）**维持有效呼吸**　在保持呼吸道通畅基础上，高流量吸氧，必要时气管插管或气管切开辅助呼吸。

（3）**建立有效静脉通路**　淡水淹溺者应严格控制输液量及输液速度，从小剂量、低速开始，避免短时间大量液体输入，加重血液稀释程度。海水淹溺者发生血容量减少和血液浓缩，应保证5%葡萄糖和血浆液体输入，切忌输入生理盐水。

（4）**对症护理**　淹溺患者因污水、泥沙、呕吐物吸入呼吸道，机体抵抗力低，易发生肺部感染，应遵医嘱给予抗生素。同时定时翻身拍背，协助排痰，脑水肿时应用大剂量肾上腺皮质激素和脱水剂。

3. **心理护理**　消除患者焦虑与恐惧心理，解释治疗护理措施目的及可能出现的并发症，争取患者积极配合治疗，对自杀淹溺患者应尊重其隐私权，用高度的责任心，开导和劝说患者，引导正确对待人生，对未来充满信心，同时做好家属思想工作，使患者消除自杀想法。

第五节 电击伤

电击伤是指一定强度的电流量通过人体时，造成的机体损伤及功能障碍，电流通过人体可引起全身性损伤和局限性损伤，严重者可致呼吸和心跳停止。

一、病因及发病机制

1. 病因 电击伤常见的原因是人体直接接触电源，或在高压电和超高压电场中，电流或静电电荷经空气或其他介质电击人体，意外电击伤常发生对安全用电不重视，违反用电操作规程，风暴、地震、火灾使电线断裂也可使人发生电击伤，雷击常见于农村旷野。

> **知识链接**
>
> **电击伤**
>
> 小王刚买了一套新房，这天正与未婚妻小雨一起布置新居，外面电闪雷鸣，小王准备将一幅大型挂画挂在墙上以美化居室。他在墙上用电钻钻了两个洞，第一个膨胀螺丝打得较顺利，没想到打第二个时突然尖叫一声就倒在地上失去了知觉。你认为可能发生了什么导致小王失去了知觉？

2. 发病机制 电击伤对人体的损害与接触电流类型、电流强弱、电压高低、接触部位、接触时间、电流通过途径和所处环境有密切关系。电击伤致命作用使生物电节律周期发生障碍，引起心室颤动，心脏停搏，如累及脑干则呼吸停止。电流使肌细胞膜除极作用，引起肌肉强烈收缩，交流电使肌肉持续抽搐，使其不能脱离电流，危害性比直流电大，电流能量转化为热能，使局部组织温度升高，引起灼伤、局部水肿，压迫血管，使远端组织缺血、坏死。

二、护理评估

1. 病史 详细询问电击伤患者或陪同人员，了解触电时间、地点、电源情况及处理过程等，注意检查触电受伤情况。

2. 临床表现 轻者仅瞬间感觉异常，重者可致死亡。

（1）全身症状 患者轻者出现痛性肌肉收缩、面色苍白、头痛、头晕、心悸等，高压电击伤特别是雷击时，常发生意识丧失、心跳呼吸骤停，如不及时复苏可致死亡。部分患者有心肌和心脏传导系统损害，心电图出现心房颤动、心肌梗死和非特异性ST段降低。组织损伤部位或体表烧伤处丢失大量液体时出现低血容量性休克。肾脏直接损伤和坏死肌肉组织产生肌球蛋白尿，溶血后血红蛋白损伤肾小管，发生急性肾衰竭。

（2）局部表现 主要表现为电流通过的部位出现电烧伤。①低电压引起的烧伤：

创面小，呈圆形或椭圆形，边界清楚，边缘规则整齐，焦黄或灰白色，无痛，偶伴水疱，一般不损伤内脏；②高压电引起的电烧伤：创口面积大，伤口深，可达肌肉、血管、神经和骨髓，甚至使组织呈碳化状态，伤口多呈干性创面，由于电离子的强大穿透力，有时呈现体表无明显伤口，而机体深层组织烧伤极为严重，高压电击伤的严重烧伤部位为电流进出部位，高压电击伤时常发生前臂腔隙综合征，神经血管受压，脉搏减弱，痛觉等消失，常需筋膜切开术，电击伤后大肌群强直性收缩可发生脊椎压缩性骨折或肩关节脱位。

3. **实验室检查** 早期肌酸磷酸激酶（CPK）、谷氨酸草酰乙酸转氨酶（GOT）的活性增高，尿检可见血红蛋白尿或肌红蛋白尿。

4. **心理社会状况** 患者常因发病突然而精神紧张、恐惧，恢复后由于出现兴奋症状而烦躁不安，并可因是否留有后遗症而产生焦虑、悲观失望的心理反应。

三、救治原则与护理

救治原则为迅速、安全脱离电源，快速、有效地实施心肺脑复苏，正确处理各种并发症，妥善处理烧伤创面。

（一）现场救护

1. **迅速脱离电源** 根据电击伤发生现场情况，采用最安全、最迅速的办法，使患者脱离电源。具体方法包括：

（1）**关闭电掣** 迅速关闭电源或拔掉插座。

（2）**挑开电线** 当电源开关离现场太远或仓促下找不到开关可用干燥木棒、竹竿、橡胶制品等绝缘物体将与电击伤患者接触的电线挑开，挑开的电线仍带电应妥善处置，以免再伤人。

（3）**切断电线** 不便将电线挑开，用绝缘钳子或干燥木柄刀、斧斩断电线，并妥善处理电线断端。

（4）**拉开电击伤患者** 如患者俯卧在电线或电器上，可用干木棒将患者拨离，或用干燥绝缘的绳索套在患者身上，将其拽离。

抢救过程中应注意：①抢救者必须注意自身安全，未切断电源前决不能用手牵拉患者；②避免给予患者造成其他伤害，采取适当防护措施，尤其高空触电时。

2. **立即施行心肺复苏** 患者脱离电源后应立即检查患者全身情况。呼吸、心跳停止的患者及时行心肺脑复苏术，挽救患者生命，且能减少并发症和后遗症。

（二）院内救护

1. **维持有效呼吸** 重症患者尽早做气管插管，给予呼吸机正压吸氧，注意清除气道内的分泌物。

2. **心电监护和纠正心律失常** 在触电过程中，由于电压、电流、频率的直接影响和组织损伤后产生的高钾血症及缺氧等因素，均可引起心肌损害和发生心律失常。故应进行心电监护，及时发现心律失常，最严重的心律失常是心室颤动。常用的除颤方法有电除颤和药物除颤。胸外电除颤效果确实可靠，药物除颤效果稍差。常用药物包括：①盐酸肾上腺素，一般采用1～5mg静脉注射或气管内滴入，如无效可每5分钟注射1次，如触电后心搏存在，或有房性或室性期前收缩者禁止使用肾上腺素，以免引起心室颤动；②利多卡因，对异位心律有效，触电后发生心室颤动，如使用胸外除颤无效，可继续做心肺复苏，同时静脉给予利多卡因和加大电能量除颤，常有较好疗效，常用剂量：室颤时首次用量1mg/kg，稀释后静脉缓慢注射，必要时10分钟后再注射0.5mg/kg，总量不超过3mg/kg。

3. **创面处理** 局部电烧伤的处理与烧伤处理相同。在现场应保护好电烧伤创面，防止感染。在医院应用消毒无菌冲洗液冲洗后以无菌敷料包扎。局部坏死组织和周围健康组织分界清楚，应在伤后3～6天及时切除焦痂。如皮肤缺损较大，则需植皮治疗。必要时应用抗生素和预防破伤风的发生。

4. **筋膜松解术和截肢** 肢体受高压电热灼伤，大块软组织灼伤引起的局部水肿和小血管内血栓形成，可使电热灼伤远端肢体发生缺血坏死。因而需要进行筋膜松解术，减轻灼伤部位周围压力，改善肢体远端血液循环。必要时做截肢手术。

5. **其他对症处理** 预防感染，纠正水和电解质紊乱，防治肺水肿和急性肾衰竭。

（三）护理措施

1. **严密观察病情变化** 定时监测生命体征，并注意患者神志变化。
2. **维持有效呼吸** 清除气道内分泌物，重症患者尽早做气管插管。
3. **心电监护** 及时发现心律失常，最严重的是心室颤动。每次心脏听诊应保持5分钟以上。
4. **注意患者的神志变化** 对清醒患者应给予心理安慰。注意患者出现电击后精神兴奋症状，应强迫患者休息，避免发生意外。对神志不清者，应防止坠床。
5. **注意患者有无其他合并伤存在** 因患者触电后弹离电源或自高空跌下，常伴有颅脑伤、气胸、血胸、内脏破裂、四肢骨折、骨盆骨折等，应配合医师作好抢救。如电流伤害到患者脊髓应注意保持脊椎固定，防止脊髓再次受损。
6. **准确记录尿量** 对严重肾功能损害或脑水肿损害使用利尿剂和脱水剂者，应准确记录尿量。
7. **加强基础护理防止并发症** 病情严重者注意口腔护理、皮肤护理，预防口腔炎和压疮。保持患者局部伤口敷料的清洁、干燥，防止脱落。

同步测试题

一、名词解释

1. 毒物
2. 中毒
3. 急性中毒

4. 迟发性脑病
5. 中暑
6. 淹溺
7. 电击伤

二、填空题

1. 毒物主要经_____、_____、_____三条途径进入人体。
2. 毒物在肝脏内通过_____、_____、_____、_____等作用进行代谢。
3. 有机磷解毒剂的应用原则为_____、_____、_____、_____。
4. 急性有机磷杀虫剂中毒可出现_____、_____、_____、_____、_____、_____。
5. CO中毒机制是_____与_____结合，形成_____，引起组织缺氧。
6. 清除胃肠道内尚未吸收的毒物可采取_____、_____、_____、_____和_____。
7. 中暑根据临床表现轻重程度不同分为_____、_____、_____。
8. 中暑患者的房间温度设置为_____。
9. 迅速倒出淹溺者呼吸道和胃内积水的方法有_____、_____、_____。
10. 触电后损害的轻重与_____、_____、_____、_____、_____和_____密切相关。

三、简答题

1. 简述急性中毒患者抢救原则。
2. 简述急性中毒患者的救护措施。
3. 有机磷杀虫药中毒患者的临床表现有哪些？
4. 简述阿托品化与阿托品中毒的主要区别。
5. 如何帮助触电者脱离电源？
6. 说出正确清理淹溺者呼吸道的方法。

四、病案分析题

患者，女，18岁，在学校操场上军训时突然晕倒，面色潮红。当时外界温度38℃，送到医院后测量体温40℃，皮肤干燥无汗。临床诊断为中暑，立即给予相应的处理。请问：

（1）患者属于临床分型的哪一类？
（2）如果你是现场目击者，你该如何帮助她？
（3）如果你是急诊科护士，该如何为患者降温处理？

护考链接

1. 一氧化碳的中毒机制是

  A. 麻醉作用   B. 抑制酶的活力   C. 竞争受体

  D. 缺氧   E. 干扰细胞膜或细胞器的生理功能。

2. 有机磷杀虫药中毒的瞳孔变化表现为

  A. 瞳孔散大   B. 瞳孔一侧变大一侧缩小   C. 瞳孔呈针尖大小

  D. 瞳孔对光反射消失   E. 瞳孔正常

3. 原因未明的急性中毒应选用的洗胃液是

  A. 茶叶水   B. 1∶5000 高锰酸钾溶液   C. 鸡蛋清

  D. 碳酸氢钠溶液   E. 清水

4. 下列哪种物质中毒不能用高锰酸钾溶液洗胃

  A. 苯巴比妥   B. 地西泮   C. 氰化物

  D. 有机磷杀虫药   E. 砷化物

5. 急性重度一氧化碳中毒的治疗方法首选

  A. 换血   B. 人工冬眠   C. 中枢兴奋剂

  D. 面罩给氧   E. 高压氧舱

6. 一氧化碳中毒时最容易遭受损害的脏器是

  A. 肺和脑   B. 脑和心脏   C. 肾

  D. 胰腺   E. 肾和肺

7. 口服毒物患者在洗胃时，每次洗胃液体量为

  A. 150~200ml   B. 200~300ml   C. 400ml

  D. 500ml   E. 500~1000ml

8. 下列物质在肝内代谢后毒性增强的是

  A. 敌百虫   B. 阿托品   C. 阿司匹林

  D. 吗啡   E. 酒精

9. 有机磷杀虫药中毒的主要死因是

  A. 呼吸衰竭   B. 肝性脑病   C. 肾衰竭

  D. 心力衰竭   E. 弥散性血管内凝血

10. 急性中毒患者的主要诊断依据是

  A. 毒物接触史和临床表现

  B. 肝肾功能检查

  C. 现场毒物鉴定

  D. 患者排泄中毒代谢产物的检测

  E. 心电图检查

11. 有机磷杀虫药中毒后不能用2%碳酸氢钠洗胃的是下列哪项

  A. 内吸磷   B. 敌百虫   C. 敌敌畏

  D. 乐果   E. 对硫磷

12. 有机磷杀虫药中毒引起烟碱样作用的临床表现是

  A．恶心、呕吐   B. 呼吸肌麻痹   C. 流涎、流泪

D. 支气管分泌物增多　　　　E. 心跳减慢

13. 一般认为在服毒后，宜在多长时间内洗胃最有效
    A. 1 小时　　　　　　B. 3 小时　　　　　　C. 6 小时
    D. 10 小时　　　　　 E. 12 小时

14. 应用阿托品抢救有机磷杀虫药中毒时，下列哪项不支持阿托品化的指标
    A. 心率加快　　　　　B. 颜面潮红　　　　　C. 瞳孔较原来缩小
    D. 口干、皮肤干燥　　E. 肺部啰音减少或消失

15. 对于急性敌百虫中毒患者，清洗皮肤宜用
    A. 热水　　　　　　　B. 清水　　　　　　　C. 酒精
    D. 苏打水　　　　　　E. 1：5000 高锰酸钾溶液

16. 急性重度巴比妥类中毒患者最常见的症状为
    A. 昏迷　　　　　　　B. 谵妄　　　　　　　C. 瘫痪
    D. 精神失常　　　　　E. 恶心、呕吐

17. 中毒患者出现下列哪种情况不应予利尿
    A. 昏迷　　　　　　　B. 休克　　　　　　　C. 惊厥
    D. 黄疸　　　　　　　E. 谵妄

18. 一氧化碳中毒时，血中明显增多的血红蛋白是
    A. 碳氧血红蛋白　　　B. 高铁血红蛋白　　　C. 氧合血红蛋白
    D. 硫化血红蛋白　　　E. 还原血红蛋白

19. 急性一氧化碳中毒昏迷下列措施中哪项是错误的
    A. 立即原地抢救　　　B. 高流量吸氧　　　　C. 解除脑血管痉挛
    D. 使用脱水剂　　　　E. 使用呼吸兴奋剂

20. 急性一氧化碳中毒诊断最可靠的依据是
    A. 一氧化碳接触史
    B. 突然昏迷
    C. 皮肤黏膜呈樱桃红色
    D. 血液碳氧血红蛋白实验呈阳性
    E. 呼吸、脉搏频率增加

21. 下列中毒患者除哪项外均表现为瞳孔缩小
    A. 酒精中毒　　　　　B. 吗啡类药物中毒　　C. 毒蕈碱中毒
    D. 巴比妥类中毒　　　E. 有机磷杀虫药中毒

22. 有机磷中毒患者经过治疗后症状缓解，1~4 天后，突然发生死亡，称为
    A. 中间型综合征　　　B. 迟发性脑病　　　　C. 中毒后遗症
    D. 神经精神后发症　　E. 骤死

23. 有机磷农药中毒患者，阿托品用于患者出现阿托品化，指的是
    A. 恶心、呕吐、头痛、多汗
    B. 口干舌燥，无汗，肺部啰音消失，意识清楚

C. 神志恍惚，口唇干裂，出现舌刺

D. 大汗、流涎、神志清楚、瞳孔轻度缩小

E. 瞳孔较前扩大、心率增快、颜面潮红、皮肤黏膜干燥、肺内啰音消失

24. 怀疑一氧化碳中毒，常测定

  A. 全血胆碱酯酶活力   B. 高铁血红蛋白   C. 碳氧血红蛋白

  D. 血常规   E. 硫化血红蛋白

25. 判断急性有机磷中毒洗胃是否彻底可参考

  A. 洗胃液量   B. 洗出液是否清澈无味   C. 临床症状是否好转

  D. 是否有尿   E. 有无恶心

26. 急性有机磷农药中毒的中毒机制是

  A. 抑制酶活性   B. 缺氧   C. 局部腐蚀刺激作用

  D. 竞争受体   E. 麻醉作用

27. 急性巴比妥中毒患者可用哪种溶液洗胃

  A. 1∶5000 高锰酸钾溶液   B. 2% 碳酸氢钠溶液   C. 牛奶、蛋清水

  D. 液体石蜡   E. 活性炭

28. 重度有机磷农药中毒急性肺水肿，最重要的抢救措施是

  A. 肌注派替啶   B. 肌注呋塞米   C. 静注大剂量阿托品

  D. 静注大剂量碘解磷定   E. 静注毛花苷 C

29. 昏迷患者双侧瞳孔缩小可能的原因是

  A. 有机磷农药中毒   B. 阿托品药物中毒   C. 一氧化碳中毒

  D. 濒死状态   E. 动眼神经受压

30. 毒物主要排出的途径是

  A. 肝胆途径   B. 经消化道排出   C. 经呼吸道排出

  D. 经肾排出   E. 经皮肤排出

31. 一氧化碳中毒患者的皮肤黏膜表现为

  A. 潮红   B. 樱桃红   C. 发绀

  D. 多汗   E. 苍白

32. 有机磷农药中毒患者可闻到

  A. 杏仁味   B. 苯酚味   C. 大蒜味

  D. 烂苹果味   E. 腥臭味

33. 有机磷杀虫药中毒患者经抢救后肺部啰音消失，仍昏迷，瞳孔散大，心率 160 次/分，高热，这时进一步的抢救措施宜首先

  A. 物理降温   B. 停用阿托品   C. 西地兰

  D. 用甘露醇降颅内压   E. 给予碘解磷定，加大阿托品剂量

34. 王先生，50 岁，洗澡时被家人发现昏倒在地，皮肤黏膜呈樱桃红色，应考虑为下列何种物质中毒

  A. 吗啡   B. 地西泮   C. 阿托品

D. 一氧化碳　　　　　　　E. 有机磷杀虫药

35. 某患者，男，38岁，因一氧化碳中毒20小时入院。查体：深昏迷，呼吸尚规则，余无异常。为了加快一氧化碳的排出，宜采用的最佳治疗是

　　A. 应用呼吸机治疗　　　B. 高压氧治疗　　　　C. 高浓度给氧
　　D. 持续低流量给氧　　　E. 呼吸兴奋剂使用

36. 某患者，18岁，卧床不起，人事不省，多汗、流涎、呼吸困难。查体：神志不清、双瞳孔缩小如针尖，双肺满布湿啰音，心率60次/分，肌束震颤，抽搐。最可能的诊断是

　　A. 急性地西泮中毒　　　B. 急性有机磷中毒　　C. 急性一氧化碳中毒
　　D. 急性氯丙嗪中毒　　　E. 急性阿托品中毒

37. 某农民在果树喷洒有机磷农药后，出现中毒昏迷。下列处理措施不正确的是

　　A. 迅速去除污染的衣物　B. 立即用温热水清洗皮肤　C. 应用阿托品
　　D. 应用碘解磷定　　　　E. 密切观察生命体征

38. 某农民在夏收劳动中突然头晕、耳鸣、口渴、恶心、四肢无力，体温37.5℃，其如何处理

　　A. 头部、腋下放冰袋　　B. 给予氧吸入　　　　C. 静脉滴注生理盐水
　　D. 静脉滴注5%葡萄糖液　E. 移至阴凉通风处休息

39. 中暑患者的治疗，首先采取的措施是

　　A. 撤离高温环境　　　　B. 立即静脉输液　　　C. 头部降温保护脑细胞
　　D. 立即冰水浸浴　　　　E. 用氯丙嗪静注降温

40. 中暑时发生肌肉痛性痉挛最常见的是

　　A. 腹直肌　　　　　　　B. 胸大肌　　　　　　C. 腓肠肌
　　D. 肠平滑肌　　　　　　E. 肛门括约肌

41. 导致中暑的主要原因是下列哪项

　　A. 高温环境　　　　　　B. 高湿度　　　　　　C. 通风不良
　　D. 久居室内　　　　　　E. 预防药物剂量不足

42. 患儿，男，6岁，自行玩耍时失足跌落下河，迅速将其救上岸后应首先

　　A. 给予氧气吸入　　　　B. 清理口鼻异物　　　C. 心肺复苏
　　D. 输液　　　　　　　　E. 加盖棉被

43. 对海水淹溺者出现血液浓缩症状时，切忌输入的液体是

　　A. 5%葡萄糖溶液　　　　B. 生理盐水　　　　　C. 血浆
　　D. 10%葡萄糖溶液　　　 E. 低分子右旋糖酐

44. 触电时根据现场情况，采用最安全、最迅速的办法是

　　A. 脱离电源　　　　　　B. 心肺复苏　　　　　C. 处理伤口
　　D. 观察生命体征　　　　E. 心理安慰

第十章 多器官功能障碍综合征患者的护理

> 知识要点
>
> 1. 熟悉多器官功能障碍综合征的护理评估。
> 2. 掌握多器官功能障碍综合征的急救与护理。

第一节 概 述

多器官功能障碍综合征（multiple organ dysfunction syndrome，MODS）是指机体受到严重的创伤、休克及大手术、严重感染、心跳骤停等急性损害后，两个或两个以上器官同时或相继发生功能障碍或衰竭，以致不能维持内环境稳定的临床综合征。多器官功能衰竭（multiple organ failure，MOF）或多器官功能衰竭综合征（multiple organ failure syndrome，MOFS）是 MODS 继续进展的最严重的终末期阶段，MOF 是监护病房、外科和创伤患者死亡的重要原因，死亡率随衰竭器官数量的增加而增加。

一、病因

1. **感染** 为主要病因，尤其败血症脓毒血症、腹腔脓肿、急性坏死性胰腺炎、肠道功能紊乱、肠道感染和肺部感染等较为常见。

2. **组织损伤** 严重创伤、大手术、大面积烧伤等。

3. **休克** 尤其是创伤失血性休克和感染性休克。凡导致组织灌注不足，缺血缺氧均可引起 MODS。

4. **心跳、呼吸骤停后** 各脏器缺血、缺氧，而复苏后又可引起"再灌注"损伤，同样可诱发 MODS。

5. **毒物和中毒** 急性化学性中毒通常通过呼吸道侵入人体内，急性期时可出现全身炎症反应综合征（system inflammatory response syndrome，SIRS）和急性呼吸窘迫综合征（acute respiratory distress syndrome，ARDS），主要表现在肺衰竭，最终出现其他器官的损伤而导致 MODS。

MODS 的发生主要取决于致病原因，但 MODS 诱发因素甚为重要（表 10-1）。

表 10-1　诱发 MODS 的主要高危因素

复苏不充分或延迟复苏	营养不良
持续存在感染灶尤其双重感染	肠道缺血性损伤
持续存在炎症病灶	外科手术意外事故
基础脏器功能失常	糖尿病
年龄≥55 岁	糖皮质激素应用量大，时间长
嗜酒	恶性肿瘤
大量反复输血	使用抑制胃酸药物
创伤严重评分≥25	高血糖、高血钠、高渗血症、高乳酸血症

知识链接

创伤严重度评分

创伤严重度分数是以身体各部位的外伤分数为基础来计算的。在计算外伤分数时，把身体划分为头颈、面、胸、腹和盆腔脏器、四肢骨盆和肩胛带、体表 6 个区域，每个区域依损伤程度的不同分为 6 个层次，由轻到重可记 1～6 分。有多处伤时，计算 3 个最严重损伤区的最高外伤分数的平方和，即为创伤严重度分数。创伤严重度分数的有效范围为 1～75，<16 为轻伤，≥16 为重伤，≥25 为严重伤。

二、发病机制

正常情况下，感染和组织损伤时，局部炎症反应对细菌清除和损伤组织修复都是必要的，具有保护性作用。当炎症反应异常放大或失控时，炎症反应对机体的作用从保护性转变为损害性，导致自身组织细胞死亡和器官衰竭。无论是感染性疾病，还是非感染性疾病均可导致 MODS。可见任何能够导致机体免疫炎症反应紊乱的疾病均可以引起 MODS。其发病机制比较复杂尚未阐明，多认为炎性反应失控是 MODS 发生的根本原因，目前认为主要有以下几个方面：

1. **炎性反应学说**　炎性反应学说是 MODS 发病机制的基石。当机体遭受感染、毒素及创伤打击时，细菌、毒素和组织损伤所诱导的全身性炎症反应是导致器官功能衰竭的根本原因。巨噬细胞、单核细胞、中性粒细胞等释放细胞因子和炎性介质；血管内皮细胞发生炎性反应致使血管通透性增加；凝血与纤溶；心肌抑制；血管张力失控等导致全身内环境紊乱，器官功能障碍。

2. **缺血再灌注和自由基学说**　缺血再灌注和自由基学说也是导致 MODS 的重要机制之一。当心肺复苏、休克控制时，血流动力学改善，但血液对器官产生"再灌注缺血"，随之而来细胞线粒体内呼吸链受损，氧自由基泄漏，中性粒细胞激活后发生呼吸爆发"瀑布样"效应，产生大量氧自由基，此外"再灌注"时将次黄嘌呤经黄嘌呤氧化酶作用分解为尿酸时亦可生成大量氧自由基损害组织细胞。MODS 的自由基学说主要包括三方面：①氧输送不足导致组织细胞直接的缺血缺氧性损害；②缺血再灌注促发自由基大量释放；③白细胞与内皮细胞的互相作用，导致组织和器官损伤，最终发生MODS。从根本上来看，自由基学说也是炎症反应学说的重要组成部分。

3. 微循环障碍学说 微血管的白细胞黏附造成广泛微血栓形成，组织缺氧能量代谢障碍，溶酶体酶活性升高，造成细胞坏死。

4. 肠道动力学说 肠道是机体最大的细菌和毒素库，由于禁食、制酸剂等不合理应用，肠道菌群失调，屏障功能破坏，有可能是 MODS 患者菌血症的来源。另外，MODS 患者菌血症的细菌往往与肠道菌群一致。在感染、创伤或休克时，即使没有细菌的移位，肠道毒素的移位也将激活肠道及相关的免疫炎症细胞，导致大量炎症介质的释放，参与 MODS 的发病。因此，肠道是炎症细胞激活、炎症介质释放的重要场地之一，也是炎症反应的策源地之一。

5. 二次打击学说 ①过度的炎性反应与免疫功能低下；②高动力循环与内脏缺血；③持续高代谢与氧利用障碍。

第二节　多器官功能障碍综合征的护理

多器官功能障碍综合征起病急、病情进展快，是医学领域的一个难题，所以要做到早发现、早期干预，提高抢救成功率。MODS 救治应以防治病因，控制感染，制止触发因子，有效地抗休克，改善微循环，重视营养支持，维持机体内环境平衡，增强免疫力，防止并发症，实行严密监测，注意脏器间相关联系，实行综合治疗。

一、护理评估

（一）健康史

询问患者以前有无相关疾病：如心脏病、糖尿病、肿瘤、营养不良等；有无持续存在的感染或炎症病灶；有无创伤、受伤的情况及严重程度；有无手术及意外事故；复苏患者有无复苏不充分或延迟复苏；是否使用糖皮质激素和其他药物等。

（二）身体状况

1. 呼吸功能衰竭 MODS 早期存在低氧血症，呈现急性肺损伤，以后发展为急性呼吸窘迫综合征。患者有明显呼吸困难，$PaO_2 < 6.65 kPa$（50mmHg），或需要吸入 50% 以上氧气才能维持 PaO_2 在 50mmHg 以上，为纠正低氧血症必须借助呼吸机维持通气 5 天以上。ARDS 早期 $PaCO_2$ 低，呈呼吸性碱中毒，晚期呈呼吸性酸中毒。

2. 肾衰竭 常因肾小球缺血，血流量减少或肾微血管堵塞造成少尿或无尿，因肾小管缺血变性坏死，回吸收能力下降，以致肾髓质的渗透压梯度减少和尿浓缩降低，出现低渗尿和等渗尿（表 10-2）。

3. 肝功能衰竭 出现较早，常因循环障碍缺血、缺氧和毒素及炎性介质作用等影响，造成肝脏受损，代谢和解毒功能障碍（表10-2）。

4. 胃肠功能衰竭 在严重创伤、休克、感染等影响下，胃肠动脉痉挛发生缺血、缺氧，加上炎性介质作用下易引起胃黏膜损害，出现溃疡、出血和坏死。MODS患者胃酸多低下，临床应用制酸剂，易诱发肠源性感染，肠黏膜屏障功能破坏，细菌移居，毒素吸收，肠管扩张，蠕动减弱或消失，进一步促使MODS恶化（表10-2）。

表10-2 器官功能障碍、衰竭的标准

器官或系统	功能障碍	功能衰竭
肺	低氧血症需机械呼吸支持3~5天	进行性ARDS，需呼气末正压通气（PEEP）>0.981kPa（10mmH$_2$O）和FiO$_2$>0.50
肝	血清胆红素≥34~50μmol/L，GOT、GPT等≥正常2倍	临床黄疸，胆红素≥272~340μmol/L
肾	少尿≤479ml/24h，或肌酐上升≥170~270μmol/L	需肾透析
肠、胃	腹胀、不能耐受口进饮食>5天	应激性溃疡需输血，无结石性胆囊炎
血液	PT和PTT↑>25%或血小板<50×10^9~80×10^9/L	DIC
中枢神经	意识混乱，轻度定向力障碍	进行性昏迷
心血管	射血分数降低或毛细血管渗透综合征	心血管系统对正性血管和心肌药物无反应

5. 心血管功能衰竭 MODS常伴有心力衰竭、休克、微循环障碍。诊断标准：①机械功能障碍：血压下降<90mmHg，平均动脉压<6.6kPa（50mmHg），需用血管活性药维持；心搏量减少，左心功能不全；②心电活动障碍：有室性心动过速、室颤或心动过缓<55次/分，甚至停搏；③血pH<7.24，但PaCO$_2$<6.53kPa（49mmHg），说明心血管功能障碍造成代谢性酸中毒。

6. 凝血功能衰竭 MODS常可激活凝血系统，消耗大量凝血因子和血小板，使循环内广泛地形成微血栓，导致弥散性血管内凝血（DIC），组织缺血、缺氧，同时激活纤维蛋白溶解系统，产生继发性纤溶，出现各器官和皮肤、黏膜广泛出血，故DIC既是MODS的触发始动因子，又可能是MODS临终前表现（表10-2）。

7. 代谢功能衰竭 难治性高血糖，需用外源性胰岛素20U/d以上，高乳酸血症>2.5mmol/L，血浆渗透压>320mmol/L，具有严重酸碱失衡。

8. 脑功能衰竭 缺氧、高碳酸血症、酸碱水电解质失衡、血渗透压改变，以及镇静药物等作用，都可影响脑功能，目前一般采用Glasgow昏迷记分法，在排除影响因素不用镇静药情况下<7分者，临床可诊断为急性脑功能衰竭。

二、诊断标准与临床分期

见表10-3、表10-4。

表10-3 MODS的诊断标准

系统或器官	诊断标准
循环系统	收缩压低于90mmHg，并持续1小时以上，或需要药物支持才能使循环稳定
呼吸系统	急性起病，动脉血氧分压/吸入氧浓度（PaO_2/FiO_2）≤200mmHg（无论有否应用PEEP），X线正位胸片见双侧肺浸润，肺动脉楔压≤18mmHg或无左心房压力升高的证据
肾脏	血肌酐>2mg/dl伴有少尿或无尿，或需要血液净化治疗
肝脏	血胆红素>2mg/dl，并伴有转氨酶升高，大于正常值2倍以上，或已出现肝性脑病
胃肠	上消化道出血，24小时出血量超过400ml，或胃肠蠕动消失不能耐受食物，或出现消化道坏死或穿孔
血液	血小板<$50×10^9$/L或降低25%或出现DIC
代谢	不能为机体提供所需的能量，糖耐量降低，需要用胰岛素，或出现骨骼肌萎缩、无力等表现
中枢神经系统	格拉斯哥昏迷评分<7分

表10-4 MODS的临床分期和特征

	第1阶段	第2阶段	第3阶段	第4阶段
一般情况	正常或轻度烦躁	急性病容，烦躁	一般情况差	濒死感
循环系统	容量需要增加	高动力状态，容量依赖	休克，心输出量下降，水肿	血管活性药物维持血压，水肿，SVO_2下降
呼吸系统	轻度呼吸性碱中毒	呼吸急促，呼吸性碱中毒，低氧血症	严重低氧血症，ARDS	高碳酸血症，气压伤
肾脏	少尿，利尿剂反应差	肌酐清除率下降，轻度氮质血症	氮质血症，有血液透析指征	少尿，血透时循环不稳定
胃肠道	胃肠胀气	不能耐受食物	肠梗阻，应激性溃疡	腹泻，缺血性肠炎
肝脏	正常或轻度胆汁淤积	高胆红素血症，PT延长	临床黄疸	转氨酶升高，严重黄疸
代谢	高血糖，胰岛素需要量增加	高分解代谢	代谢性酸中毒，高血糖	骨骼肌萎缩，乳酸酸中毒
中枢神经系统	意识模糊	嗜睡	昏迷	昏迷
血液系统	正常或轻度异常	血小板降低，白细胞增多或减少	凝血功能异常	不能纠正的凝血障碍

知识链接

MODS与其他器官衰竭的区别

MODS患者发病前器官功能良好，发病中常伴应激。MODS中衰竭的器官往往不是原发因素直接损伤的器官。从最初致病因素作用到远隔器官功能障碍，常有几天的时间间隔。MODS的功能障碍与病理损害在程度上不一致，病理变化没有特异性。MODS病情发展迅速，一般抗休克、抗感染及支持治疗难以奏效，死亡率高。除非到终末期，MODS可以逆转，一旦治愈，不留后遗症，不会转入慢性阶段。

三、护理诊断及合作性问题

1. **低效性呼吸型态**　与肺的顺应性降低、气道分泌物过多、气道阻力增加等有关。
2. **活动无耐力**　与心脏收缩功能减低、感染、多器官功能障碍等有关。
3. **有受伤的危险**　与血小板减少及凝血因子消耗有关。
4. **有体温失调的危险**　与感染、颅内压增高、循环功能降低等有关。
5. **恐惧**　与病室环境、创伤性抢救等有关。

四、急救

（一）加强呼吸支持

临床上 MODS 最早受累的器官多为肺脏，ARDS 作为 MODS 发生的启动器官，如能有效地控制和治愈 ARDS 是治疗 MODS 的关键。应维持呼吸道通畅、吸痰、雾化吸入，必要时气管切开。限制液体入量，防止超负荷补液，减少血管渗出。补液后如 PaO_2 降低应给利尿剂和白蛋白，以减少肺间质水肿。导管或面罩吸氧，反复做血气分析，及时纠正低氧血症，如有上呼吸机指征，应及时予以机械通气，早期使用呼吸末正压呼吸可改善功能残气量和气体交换以及通气灌流不当，以维持适当的 PaO_2。

在机械通气过程中需要镇静者，必须采用规范镇静治疗，可间歇推注或持续输注镇静药。

（二）改善心脏功能和血液循环

MODS 常发生心功能不全，血压下降，微循环淤血，动静脉短路开放，血流分布异常，组织氧利用障碍，故应对心功能及其前、后负荷和有效血容量进行严密监测，确定输液量、输液速度，合理补液，扩充及恢复循环容量，保证器官的灌注，以有较好的动脉灌注而静脉压不过高为度。纠正代谢性酸中毒。在补充血容量、纠正酸中毒的基础上，若血压仍不回升需联合使用血管活性药物如多巴胺、多巴酚丁胺等。对血压很低患者加用阿拉明。对右心室后负荷增高者使用硝普钠。对感染性休克早期可用去甲肾上腺素。白蛋白和新鲜血浆的应用，不仅可补充血容量有利于增加心搏量，而且维持血浆胶体渗透压，防止肺水肿、脑水肿及组织水肿等。全血的使用宜控制，红细胞比容不宜超过40%。血管扩张剂使用有利于减轻心脏前、后负荷，增大脉压，促使微血管管壁黏附白细胞脱落，疏通微循环。洋地黄和中药人参、黄芪等具有强心补气功效。纳洛酮对各类休克均有效，尤其感染性休克更需使用。

早期迅速纠正低血压、低血容量、器官功能障碍和恢复组织灌注。6 小时内中心静脉压达到 $8\sim12cmH_2O$，平均动脉压≥65mmHg，尿量≥0.5ml/(kg·h)，中心静脉血氧饱和度≥70%，若中心静脉压恢复而血氧饱和度仍达不到70%者，可输注浓缩红细胞，使红细胞比容≥30%。对严重威胁生命的低血压，考虑短暂使用升压药。去甲肾上腺素或多巴胺（通过中心血管输入）是纠正菌血症、毒血症休克患者低血压的首选药。经复苏和升压药治疗仍然低血压者，可静脉使用皮质类固醇药物。

（三）防治肾衰竭

早期积极抗体克，保证有效循环血量；用血管扩张剂增加肾血流量；维持水、电解质及酸碱平衡，防治水分过多和高血钾；对少尿者应用呋塞米（速尿）；在进行适当补液及应用利尿剂后仍持续少尿或无尿时尽早进行透析治疗，可按实际情况采用腹膜透析或血液透析。避免过多使用蛋白制剂，也避免使用对肾脏有损害的药物。

（四）脑功能衰竭

降低头部温度，防治脑水肿，常用的脱水剂有甘露醇、50%葡萄糖、白蛋白、地塞米松以及利尿剂，可交替使用或联合使用。尽早使用脑复苏药物如ATP、胞二磷胆碱、脑活素等。钙通道阻滞剂对脑血管有选择性扩张作用，还可抑制缩血管物质和自由基的产生，常用的有尼莫地平等。高压氧治疗能显著提高脑组织和脑脊液的氧分压，纠正脑缺氧，减轻脑水肿，降低颅内压，促进意识的恢复。

（五）胃肠功能衰竭

用H_2受体阻滞剂或质子泵阻滞剂治疗应激性胃肠道溃疡出血，出血不能控制或穿孔时需手术治疗。使用促动力药多潘立酮或西沙必利以恢复胃肠运动功能。也可选用中药大黄保护肠黏膜。另外，胃肠营养可促进消化液和酶分泌，促进肠蠕动恢复，有利于肠道菌群平衡，保护胃肠黏膜抗感染屏障。

（六）血液系统功能衰竭

DIC早期及时给予抗凝、溶栓治疗，抗凝剂有肝素、双嘧达莫（潘生丁）、阿司匹林等，溶栓剂有尿激酶、链激酶。纤溶期在肝素治疗基础上配合使用抗纤溶药物如氨基己酸、氨甲环酸（止血环酸）等。酌情输入新鲜全血或冷冻新鲜血浆、浓缩血小板以及凝血因子。

（七）肝功能衰竭

维持适当的循环及营养支持，在限制蛋白质的同时增加葡萄糖和维生素等营养物质，在合并脑病患者使用支链氨基酸液可纠正氨基酸代谢的不平衡。乳果糖使肠内呈酸性，减少氨的形成和吸收，降低血氨。

（八）控制感染

由于MODS患者细胞、体液免疫、补体和吞噬系统受损易产生急性免疫功能不全，增加感染几率。应选用抗革兰阴性杆菌为主的广谱抗菌药，但尽量少用高档抗生素，防止菌群失调、真菌感染的发生。降阶梯治疗仅用于严重感染者。真菌性败血症有所增加是患者直接死亡的原因。结核菌在MODS患者中有抬头趋势。警惕肠源性或呼吸机相关性肺炎和深静脉插管引起的感染发热。

五、护理措施

(一) 一般护理

将患者置于 ICU 或单人病房，保持室内适当的温度、湿度和清洁卫生，避免交叉感染。注意口腔、皮肤护理，勤翻身，防止口腔炎和压疮；对发热者要采取温和的降温方式，避免应用大量激素使体温骤降发生虚脱。

(二) 病情观察

1. **意识**　MODS 患者，晚期可出现嗜睡、意识模糊、昏迷等，严密观察双侧瞳孔大小及对光反射，发现异常立即报告医师。昏迷患者每班给予格拉斯哥评分。

2. **体温**　MODS 多伴各种感染，体温常常升高，当严重感染时，体温可高达 40℃以上，而当体温低于 35℃以下，提示病情十分严重，常是危急或临终表现。可用中心温度和皮肤温度的监测，连续监测中心温度和皮肤温度是了解外周循环减少或改善的重要指标。

3. **脉搏**　观察脉搏快慢、强弱、规则情况，注意有无交替脉、短绌脉、奇脉等表现，尤其要重视细速和缓脉现象，常常提示血管衰竭。监护仪的使用对于判断心脏的变化极为重要。

4. **呼吸**　注意呼吸的频率、节律、深浅度的变化，是否有哮鸣音、三凹征的发生，点头样呼吸均是患者垂危的表现，潮式呼吸常见于中枢神经系统疾病及心功能不全的患者。

5. **血压**　密切观察血压变化，以了解心脏和血管功能状态、发现休克。血压能反应器官的灌注情况，MODS 患者常采用有创的动脉置管持续监测动脉压，护士应注意各种并发症如局部血肿、血栓的形成。

6. **心电监测**　能很好地观察心率、心律和 ECG 变化并及时处理。尤其心律失常的心电图表现。

7. **尿**　注意尿量、色、比重、酸碱度和血尿素氮、肌酐的变化，警惕非少尿性肾衰竭。

(三) 饮食护理

MODS 患者处于高代谢状态，能量消耗极大，免疫力低下，因此保证营养的供给和热量的摄入对于改善病情极为重要。目前临床上常通过静脉营养和鼻饲供给。但静脉营养不易分解代谢，对肝、肾功能有影响，因此使用时应注意监测。

(四) 特殊监测的护理

MODS 患者多为危重患者，较一般普通患者有特殊监测手段，如动脉血压的监测、中心静脉压监测，在护理此类管道时严格无菌操作原则；保证压力传感器在零点；经常肝素化冲洗管路，保证其通畅；随时观察参数变化及时与医师取得联系。

（五）安全护理

MODS 患者病情危重，时有烦躁，再加上身上常常带有许多管道，所以要注意保护好管道，防止管道脱落和患者意外受伤显得非常重要，尤其在 ICU 病房，没有家属的陪伴，所以根据病情给以患者适当的约束，注意各种管道的刻度和接头情况。

（六）人工气道和机械通气的护理

保持呼吸道通畅，及时吸取气道分泌物，掌握吸痰时机和技巧；注意呼吸道湿化，常用的方法有呼吸机雾化、气道内直接滴住、湿化器湿化等；机械通气时注意血气分析结果给以调整呼吸机参数，长期使用时，每周更换二次管道并消毒。

（七）各种引流管的护理

MODS 患者常需安置多种管道，如鼻胃管、尿管和引流管等，护士要注意保持引流管的通畅，同时注意导管护理，严格无菌操作，防止导管相关感染。

（八）预防感染

MODS 患者机体免疫力低下，极易发生感染，尤其是肺部和泌尿道感染，压疮也是发生感染的一个重要途径。因此，应严格执行床边隔离和无菌操作，防止交叉感染和医源性感染。

（九）心理护理

由于病情危重，患者常有恐惧、焦虑、悲观心理，护士应该有强烈的同情心，关心体贴患者、尊重患者的人格，以和善的态度回答患者提出的问题，让患者了解各种操作的目的、过程及可能出现的感受，以减轻其心理压力。

六、预防

MODS 一旦发生，其治疗困难，预后十分恶劣，有效的预防尤为重要，预防原则如下：①早期治疗原发病，寻找和清除 MODS 的诱发因素；②积极有效地防止 MODS 功能受损期病情的发展，应特别重视功能受损期，对"易衰竭器官"进行重点保护；③加强营养及代谢支持；④及时有效治疗单一脏器的衰竭，同时清除诱发其他器官衰竭的因素，阻断恶性循环，防止或减少其后的一系列器官衰竭。

同步测试题

一、名词解释

多器官功能障碍综合征

二、填空题

1. MODS 早期复苏防止再灌注损伤不但要纠正_____，而且要纠正_____。
2. MODS 补液的原则先补充_____后补充_____，速度_____。

三、简答题

1. 简述多器官功能障碍综合征的急救。
2. 简述多器官功能障碍综合征的护理措施。

护考链接

1. MODS 发病可能的机理是
    A. 缺血-再灌注损伤　　B. 全身炎性反应综合征（SIRS）
    C. 电解质紊乱　　D. 水中毒　　E. 酸碱平衡失调
2. 速发型发生于多少小时之内
    A. 8 小时　　B. 12 小时　　C. 24 小时
    D. 48 小时　　E. 72 小时
3. MODS 的胃肠道临床表现有
    A. 胃十二指肠穿孔　　B. 胃瘫　　C. 应激性溃疡
    D. 肠麻痹　　E. 以上都不对
4. 李先生，50 岁，发热，白细胞计数升高，血培养阳性，肺、肝、肾功能不全，临床表现似脓毒症，但未发现感染灶。分析感染可能来自
    A. 肺内感染　　B. 肠源性感染　　C. 腹腔内感染
    D. 全身性炎症反应失控　　E. 创面感染
5. MODS 的发生诱因中以下哪一种不存在
    A. 感染
    B. 输液过多
    C. 单核-吞噬细胞系统功能降低
    D. 免疫功能降低
    E. 吸氧浓度过高

6. MODS 的病因中以下哪一种不存在
    A. 大手术　　　　　　B. 严重创伤　　　　C. 恶性肿瘤
    D. 休克　　　　　　　E. 败血症
7. 急性肝衰竭的主要临床特点是
    A. 出血倾向　　　　　B. 凝血酶原时间延长　C. 肝性脑病
    D. 严重腹胀　　　　　E. 黄疸迅速出现并进行性加重
8. 致病因素与 MODS 发生具有一定时间间隔,一般在
    A. 24 小时以上　　　　B. 48 小时以上　　　　C. 12 小时以内
    D. 72 小时以上　　　　E. 6 小时以内
9. 发生 MODS 时最早受累的器官多为
    A. 循环系统　　　　　B. 呼吸系统　　　　　C. 肾脏
    D. 肝脏　　　　　　　E. 胃肠道
10. 休克救护时,一般应先补充晶体后补充胶体,其比例是
    A. 2∶1　　　　　　　B. 3∶2　　　　　　　C. 3∶1
    D. 4∶3　　　　　　　E. 5∶2
11. 应用肝素抗纤溶治疗的禁忌证为
    A. DIC 高凝期
    B. 原有严重出血倾向
    C. 补充凝血因子之前
    D. 手术伤口或切口未愈合时
    E. 严重低纤维蛋白原血症
12. 关于 MODS 的叙述,下列哪项正确
    A. 是一个独立疾病
    B. 是单脏器的功能障碍
    C. 是一个涉及多个器官的复杂的综合征
    D. 是许多脏器的功能障碍
    E. 器官功能障碍是不可逆的
13. MODS 的主要发病因素是
    A. 严重感染和败血症　B. 各种类型的休克　　C. 严重创伤
    D. 严重烧伤、大手术　E. 以上都对
14. MODS 常见及主要的发病因素有
    A. 严重感染和败血症　B. 严重创伤　　　　　C. 各型休克
    D. 烧伤、大手术　　　E. 以上都是

(15~16 共用题干) 某男性患者,60 岁,糖尿病史 20 年,3 天前患肺炎并感染性休克,昨天出现心功能不全的表现,今天又出现肾功能不全征象。

15. 你考虑这位患者最可能出现了什么情况
    A. 糖尿病病情加重　　B. 肺炎　　　　　　　C. 感染性休克

D. 心功能不全　　　　E. MODS
16. 该病最可能出现什么样的心理反应
    A. 紧张　　　　　B. 恐惧　　　　　C. 焦虑
    D. 厌倦　　　　　E. 无所谓

实践指导

实践一 急诊科的设置与管理

【实践目标】

1. 认识急诊科的布局和设施。
2. 知道急救车的装备。
3. 熟认各种抢救用物和仪器的认识。

【实践内容】

1. 急诊科的布局和设施。
2. 急救车的装备。
3. 认识各种抢救用物和仪器。

【实践方法】

见习、参观医院急诊科。

实践二 ICU的管理和感染控制、重症监护技术

【实践目标】

1. 掌握ICU的设置和ICU的护理文件。
2. 熟悉ICU的工作制度和ICU的收治程序。
3. 了解ICU的管理和感染控制。

【实践内容】

1. ICU的工作制度。
2. ICU的护理文件书写。
3. ICU的收治程序。

4. ICU 的设置、管理和感染控制。
5. 常见重症监护技术。

【实践方法】

1. 见习、参观 ICU。
2. 模拟 ICU 患者的接诊。
3. 电教、多媒体演示、常用重症监护技术。

实践三　心肺脑复苏术

【实践目标】

1. 掌握心肺脑复苏术的内容及方法。
2. 熟悉进一步生命支持方法。
3. 了解脑复苏方法。

【实践内容】

心肺脑复苏术。

【实践方法】

利用心肺脑复苏模拟人进行练习、电教、多媒体演示心肺脑复苏。

实践四　止血及包扎

【实践目标】

1. 掌握止血带止血法的操作方法及注意事项，熟悉指压止血法的常用部位及加压止血法的操作方法。
2. 掌握绷带包扎法、三角巾包扎法的操作方法及注意事项。

【实践内容】

学生小分组，分别扮演患者及抢救人员进行常用止血及包扎方法的练习。

【实践方法】

教师讲解相关知识及示教后，学生分小组练习，教师进行指导。

实践五 常用救护技术及护理

一、气管内插管术

【实践目标】

1. 熟悉气管内插管术的方法、步骤,明确术中配合原则。
2. 掌握术后常用护理措施。
3. 掌握无菌操作原则。

【实践内容】

学生分组,划分职责,在动物或模型人身上按操作要求准确进行气管内插管术并做好术中配合工作,术后正确拔管。

【实践方法】

教师讲解相关知识及示教后,学生分组练习,教师进行指导。

二、气管切开术

【实践目标】

1. 熟悉气管切开术的方法、步骤,明确术中配合原则。
2. 掌握术后常用护理措施。
3. 掌握无菌操作原则。

【实践内容】

学生分组,划分职责,在动物或模型人身上按操作要求准确进行气管切开术并做好术中配合工作,术后正确拔管。

【实践方法】

教师讲解相关知识及示教后,学生分组练习,教师进行指导。

三、动、静脉穿刺置管术

【实践目标】

1. 熟悉动、静脉穿刺置管术的基本操作及术中配合方法。
2. 掌握术后常用护理措施。

3. 掌握无菌操作原则。

【实践内容】

熟悉不同部位动、静脉穿刺的方法及步骤，明确术中的相关配合，掌握术后的具体护理措施。

【实验方法】

1. 观看实验操作视频，熟悉相关部位解剖关系。
2. 教师讲解相关知识及示教。
3. 学生分组在模型人上进行相关操作及术后护理，教师进行指导。
4. 小组医院见习并讨论。

实践六　急性中毒患者的救护，中暑、淹溺、电击伤患者的救护

【实践目标】

1. 掌握急性一氧化碳中毒、有机磷农药中毒患者的救护方法。
2. 掌握中暑、淹溺、电击伤患者的救护方法。
3. 熟悉镇静催眠药中毒患者的救护方法。
4. 了解急性中毒、中暑、淹溺、电击伤患者的护理评估。

【实践内容】

1. 急性中毒患者的救护。
2. 中暑患者的救护。
3. 淹溺患者的救护。
4. 电击伤患者的救护。

【实践方法】

1. 见习，参加急性中毒、中暑、淹溺、电击伤患者的救护。
2. 模拟训练急性中毒、中暑、淹溺、电击伤患者的救护。
3. 电教、多媒体演示急性中毒、中暑、淹溺、电击伤患者的救护。

附 录

一、急诊临床检验参考值

(一) 血液检查

1. 红细胞
(1) 成人男性 $(4.0 \sim 5.5) \times 10^{12}/L$。
(2) 成人女性 $(3.5 \sim 5.0) \times 10^{12}/L$。
(3) 新生儿 $(5.0 \sim 7.0) \times 10^{12}/L$。

2. 血红蛋白
(1) 成人男性 120~160g/L (12~16g/dl)。
(2) 成人女性 110~150g/L (11~15g/dl)。
(3) 新生儿 170~200g/L (17~20g/dl)。

3. 白细胞分类及计数白细胞总数
(1) 白细胞 $(4.0 \sim 10.0) \times 10^9/L$。
(2) 中性粒细胞 50%~70%。
(3) 淋巴细胞 20%~40%。
(4) 嗜酸性细胞 0.5%~5%。
(5) 嗜碱性细胞 (B) (0~1)%。
(6) 单核细胞 3%~8%。

4. 网织红细胞计数
(1) 成人 0.5%~1.5%。
(2) 绝对值 $(24 \sim 84) \times 10^9/L$。

5. 红细胞沉降率
(1) 成年男性 0~15mm/1h。
(2) 女性 0~20mm/1h。

6. 血小板计数 $(100 \sim 300) \times 10^9/L$

（二）尿液检查

1. 一般检查

（1）尿量　①正常人尿量为1000~2000ml/24h；②少尿：尿量＜400 ml/24h；③无尿：尿量＜100 ml/24h；④多尿：尿量＞2500ml/24h。

（2）尿比重　正常人尿比重波动在1.010~1.025。

（3）PH　5.5~7.4。

（4）尿糖定性检测结果（班氏试剂颜色）　见附表1。

附表1　班氏试剂颜色

反应结果	符号	葡萄糖含量（g/L）
蓝色	（-）	不变
绿色	（+）	微量，5以下
黄绿色	（++）	少量，5~10
土黄色	（+++）	中等量，10~20
砖红色	（++++）	大量，20以上

（5）尿蛋白　正常人尿蛋白定性试验呈阴性反应，定量试验0~80mg/24h尿。

2. 尿显微镜检查

（1）镜下血尿　每个高倍视野中平均见到3个（男性）或5个（女性）以上红细胞。

（2）脓尿　每个高倍视野中超过3~5个白细胞。

（三）常用肾功能检查

1. 内生肌酐清除率　80~120ml/min。

2. 血尿素　3.2~7.1mmol/L。

3. 血肌酐

（1）男性　53~106μmol/L。

（2）女性　44~97μmol/L。

（四）常用肝功能检查

1. 胆红素代谢功能试验

（1）血清总胆红素　1.7~17.1μmol/L。

（2）直接胆红素　0~4μmol/L。

（3）血清结合胆红素　0~6.8μmol/L。

（4）非结合胆红素　1.7~10.2μmol/L。

2. 判断黄疸程度

（1）隐性黄疸　血清总胆红素17~34μmol/L。

(2) 轻度黄疸　血清总胆红素 35~170μmol/L。

(3) 中度黄疸　血清总胆红素 171~340μmol/L。

(4) 重度黄疸　血清总胆红素 >350μmol/L。

3. **蛋白质功能试验**

(1) 血清蛋白总量　60~80g/L。

(2) 清蛋白　40~55g/L。

(3) 球蛋白　20~30g/L。

(4) A/G 比例　约为 1.5~2.5:1。

4. **血脂测定**

(1) 总胆固醇　<5.20mmol/L。

(2) 甘油三酯　0.56~1.70mmol/L。

5. **浆膜穿刺液检查**　见附表2。

附表2　漏出液与渗出液的鉴别要点

鉴别要点	漏出液	渗出液
病因	非炎症性	炎症性、肿瘤性、风湿性、物理化学性刺激等
颜色	淡黄色	黄色、绿色、脓液、血性等
透明度	透明或微混	多混浊
比重	<1.018	>1.018
凝固性	不易自凝	易凝固
黏蛋白定性试验	阴性	阳性
蛋白定量	<25g/L	>40g/L
细胞计数	常 $<100 \times 10^6$/L	常 $>500 \times 10^6$/L
细胞分类	以淋巴细胞和间皮细胞为主	急性炎症多以中性粒细胞，结核性以淋巴细胞为主
细菌学检查	阴性	可找到病原体
乳酸脱氢酶（LDH）	<200U/L	>200U/L

二、急救常用药物

见附表3。

附表3　急救常用药物

药品与规格	适应证	用法与计量	副作用与注意事项
肾上腺素针剂1mg/支	1. 过敏性休克 2. 心跳骤停 3. 局部止血 4. 严重支气管哮喘	1. 过敏性休克皮下或肌注：0.5~1mg，儿童 0.005~0.01mg/kg 2. 心跳骤停静注：0.5~1mg，每5分钟一次 3. 鼻腔出血可用0.1%滴鼻或填鼻	1. 常有心悸、头痛、可致心律失常，偶致室颤 2. 高血压、心脏病、洋地黄中毒、出血性休克、心源性哮喘禁用；甲亢慎用

续表

药品与规格	适应证	用法与计量	副作用与注意事项
去甲肾上腺素针剂 2mg/支	1. 各类休克 2. 上消化道大出血灌胃	1. 抗休克：静滴 4~10μg/min，儿童 2μg/min，根据血压调整滴速 2. 上消化道大出血口服：2~3mg/次，每日 3 次	1. 同上 2. 不得与碱性药物配伍 3. 严防注射液外渗（可致局部组织坏死）
山梗菜碱针剂 3mg/支，10mg/支	各种原因引起的呼吸衰竭	皮下或肌注：3~10mg/次，极量 20mg/次，儿童 1~3mg/次，极量 3mg/次 静注：3~6mg/次，极量 20mg/天 儿童 0.3~3mg/次	1. 过量可出现头晕、呕吐、心动过速、传导阻滞、血压下降、大量可致惊厥 2. 静脉注射应缓慢
尼可刹米针剂 0.375g/支	各种原因引起的呼吸衰竭	皮下、肌注或静注：0.25~0.5g/次，极量 1.2g/次；儿童 6 个月 75mg/次，1 岁 125mg/次，4~7 岁 175mg/次	1. 大剂量可致血压升高、出汗、震颤、惊厥 2. 对吗啡中毒效果较好，对巴比妥中毒效果较差
美解眠针剂 50mg/支	各种原因引起的呼吸衰竭，巴比妥类及其他安眠药中毒	静注或静滴：用 5% 葡萄糖液稀释后每 3~5 分钟注射 50mg 至症状改善	注射不宜过快，否则可致精神错乱、惊厥
佳苏伦针剂 100mg/支	中枢抑制药物引起的呼吸抑制	静注：1~2mg/kg，必要时 5~10 分钟注射 1 次 静滴：5% 葡萄糖液稀释成 1mg/ml，每小时总量不超过 300mg	癫痫者禁用，颅内高压、冠心病、高血压、孕妇慎用
硝普钠针剂 50mg/支	1. 高血压危象 2. 高血压脑病 3. 急性肺水肿	静注或静滴：50mg 加入 5% 葡萄糖液 250~500ml，根据血压调整滴速或浓度	1. 使用时观察血压、脉搏 2. 长期使用需测血氰化物 3. 停药时逐渐减量 4. 药物使用过程中注意避光
间羟胺针剂 10mg/支	各种低血压及休克	静注或静滴：10~40mg 加入 5% 葡萄糖液 250~500ml，根据血压调整滴速和浓度	1. 长期使用对肾功能有影响 2. 充血性心力衰竭，甲亢慎用
酚妥拉明针剂 10mg/支	1. 感染休克 2. 急性肺水肿 3. 高血压急症 4. 急性心功能不全	静注或静滴：10~20mg 加入 5% 葡萄糖液 250~500ml，根据血压调整滴速和浓度	1. 使用时观察血压、脉搏 2. 肾功能减退者禁用 3. 心肌梗死者慎用 4. 不能与铁剂合用
硝酸甘油片剂 0.3mg/片；针剂 10mg/支	1. 高血压危象及难治性高血压 2. 心力衰竭及心绞痛 3. 心功能不全	静滴：10mg 加入 5% 葡萄糖液 250~500ml，根据血压、心率调整滴速，一般为每分钟 1~3μg/kg 心绞痛舌下含服：每次 0.3~0.6mg，一天可多次含服	1. 可出现头晕、头痛、体位性低血压 2. 长期连续使用有耐药性 3. 青光眼禁用 4. 右心室心肌梗死不宜使用

续表

药品与规格	适应证	用法与计量	副作用与注意事项
毛花苷C针剂0.4mg/支	1. 充血性心力衰竭 2. 不伴预激综合征的室上性心动过速 3. 心率较快的心房颤动	静注：每0.2~0.4mg/次，总量1~1.6mg/d；儿童1个月内每次0.022mg/kg，3个月内每次0.025mg/kg	1. 心瓣膜机械梗阻伴窦性心律、高度房室传导阻滞、病窦综合征、急性心梗24小时内、肥厚性心肌病、洋地黄中毒者禁用 2. 安全范围较小，使用时要个体化 3. 注射时速度要缓慢
毒毛旋花苷K针剂0.25mg/支	1. 充血性心力衰竭 2. 不伴预激综合征的室上性心动过速 3. 心率较快的心房颤动	静注：每0.125~0.25mg/次，总量1~1.6mg/d；儿童总量每天0.007~0.01mg/kg，	肾功能不良及少尿、休克时减量或慎用
利血平针剂1mg/支	高血压危象	肌注：1mg/次，4~6小时可重复使用一次	1. 可出现精神忧郁和水钠潴留 2. 溃疡病慎用，孕妇禁用
多巴酚丁胺针剂20mg/支	1. 低排血量心力衰竭 2. 顽固性心力衰竭	静滴：20~40mg加入5%葡萄糖液中，2.5~7.5μg/(kg·min)	1. 心瓣膜机械性梗阻心力衰竭、高血压、孕妇慎用 2. 促进房室传导，心房颤动
多巴胺针20mg/支	1. 各种低血压、休克 2. 与利尿剂合用于肾功衰竭 3. 用于心跳、呼吸骤停复苏后血压的维持	1. 静注或静滴：20~100mg加入5%葡萄糖液或生理盐水250~500ml中，5~10μg/(kg·min)根据血压调整剂量及滴数 2. 顽固性腹水；呋塞米20mg多巴胺20mg腹腔注射每日1次	1. 可出现头痛、恶心、心律失常 2. 嗜铬细胞瘤、心动过速、室颤禁用 3. 与碳酸氢钠配伍禁忌
利多卡因针剂200mg/支，400mg/支	1. 严重室性心律失常 2. 癫痫持续状态 3. 麻醉用药	50~100mg，2分钟内静注，无效时5~10分钟再静注100mg，达400mg后无效者换药，有效则以1mg/min维持，每日不超过1200~1500mg	1. 阿-斯综合征禁用 2. 窦缓、心力衰竭、慢性阻塞性肺部疾病、心输出量降低、休克、严重缺氧、肝病者慎用 3. 大剂量可抑制呼吸 4. 青光眼及重症肌无力禁用
氨力农针100mg/支	洋地黄、利尿剂、扩血管剂等治疗无效的心力衰竭	静注：首次0.75mg，于3分钟注完，继而以5~10μg/(kg·min)维持	1. 不能用右旋糖酐或葡萄糖稀释 2. 可致血小板减少、低血压 3. 严重主动脉、肺动脉瓣病变者禁用

续表

药品与规格	适应证	用法与计量	副作用与注意事项
普罗帕酮 150mg/片，针剂 75mg/支	室性或室上性心律失常	口服：治疗量 150mg，3~4 次/日 维持量 300~600mg/d，静注：在严密监测下 70mg/次，8 小时后可重复使用，或静注 20~40mg/h 静滴	1. 可出现头痛、恶心、体位性低血压，传导阻滞 2. 严重低血压、心源性休克、心动过缓、传导阻滞禁用
胺碘酮 0.2g/片；针剂 150mg/支	1. 各种室性、室上性心律失常、心房扑动和颤动 2. 改善心肌梗死、心绞痛所致的心肌缺血	口服：每次 0.1~0.2g，每日 3~4 次，3 天后改为 0.1g，每日 3 次；静注：5mg/kg 稀释后 5~10 分钟注完，无效 15 分钟后可再给药一次	1. 可有角膜色素沉着、胃部不适、周围神经损害、肝功能损害等 2. 碘过敏、房室传导阻滞、甲亢、心动过缓、孕妇慎用，不能与单胺氧化酶抑制剂合用
溴苄胺针剂 0.25g/支	利多卡因无效的严重室性心律失常	静注：0.25g 加注射用水 20ml 于 10 分钟注完，必要时 10~20 分钟再注 0.125g；总量 1.5g/d	1. 注射过快治血压下降、呼吸抑制、恶心、呕吐 2. 严重心力衰竭、心瓣膜病者慎用
维拉帕米 40mg/片；针剂 5mg/支	1. 阵发性室上性心动过速 2. 可用于高血压和心绞痛	口服用：每次 40~80mg，每日 3 次。静注：每次 5~10mg。每日 2~3 次	1. 不宜与 β 受体阻滞剂合用 2. 心力衰竭、心源性休克慎用 3. 静注可致心律失常，应做心电监护
甘露醇注射液 50g/250ml	1. 颅内高压、脑水肿 2. 青光眼 3. 急性肾衰竭早期	1. 快速静滴：每次 20~100mg，每日 2~6 次。儿童以 10% 静滴，每日总量 1~2g/kg 2. 急性肾衰竭早期：以 12.5~25g 于 10 分钟内滴完。儿童以 10% 静滴，每日总量 2g/kg	1. 滴注过快有头痛、视力模糊和眩晕 2. 心肾衰竭、活动性颅内出血者慎用 3. 本药物易出现结晶，需温热溶解后使用
呋塞米针剂 20mg/支	心力衰竭、心源性水肿、肾性水肿、肝硬化腹水、脑水肿	肌注或静注：每次 20mg，隔日 1 次，必要时 1 日量可增至 120mg	1. 可引起体位性低血压、高尿酸血症、高血糖、电解质紊乱、肝性脑病 2. 血容量不足、妊娠及哺乳者禁用
西咪替丁 0.2g/片；针剂 0.2g/支	1. 消化性溃疡及应激性溃疡 2. 上消化道出血 3. 急性胰腺炎	口服：每次 0.2g，3 次/日 静滴：每次 0.4~0.6g/次，2 次/日 静注：0.2g 稀释成 20ml，每 6 小时 1 次	1. 可引起心律不齐、血压下降、粒细胞减少、肝功能损害、精神症状 2. 肾功能不全者慎用

续表

药品与规格	适应证	用法与计量	副作用与注意事项
阿托品针剂 0.5mg/支	1. 缓慢型心律失常 2. 平滑肌痉挛致内脏绞痛 3. 有机磷农药中毒	1. 缓慢型心律失常：先静注 0.5~1mg 后改用异丙肾上腺素 2. 内脏绞痛：静注或肌注 0.5	1. 可出现怕光、视力模糊、口干、心动过速、过量可致中枢兴奋至抑制 2. 青光眼、前列腺肥大、哮喘
精氨酸针剂 5g/支	1. 肝性脑病 2. 低氯血症	静滴：15~30g 加入 5%葡萄糖液 500~1000ml 中，静滴时间不少于 4 小时	1. 过快可引起面部潮红、呕吐；过量可致酸中毒 2. 肾功能不全者慎用或禁用
谷氨酸钾针剂 6.3g/支	肝性脑病	静滴：每次用 4 支，加入 5%葡萄糖 500ml，每日 1~2 次；具体用量视病情而定	1. 过量可致碱中毒 2. 使用时注意电解质平衡 3. 少尿，无尿及肾功能不全者慎用或禁用
谷氨酸钠针剂 5.75g/支	同上	同上	同上
吗啡针剂 10mg/支	各种原因致剧烈疼痛 急性左心力衰竭 急性心肌梗死 麻醉前给药	皮下注射：每次 5~15mg，5~50mg/d，极量 20mg/次 100mg/d，儿童每次 0.1~0.2mg/kg；急性左心衰竭 5~10mg 静脉注射。必要时可重复使用	极易成瘾 产妇、哺乳期妇女、休克、肺心病 支气管哮喘、颅脑损伤、颅内高压禁用
哌替啶针剂 50mg/支	1. 同上 2. 人工冬眠	皮下或肌注：每次 25~100mg，极量 150mg/次，600mg/d；儿童每次 0.5~1mg/kg	同上
布桂嗪针剂 100mg/支	各种原因所致的疼痛	皮下或肌注：每次 50~100mg	1. 有成瘾性 2. 恶心、头晕、困倦
腹蛇抗栓酶针剂 每支 0.25U	脑栓塞后遗症 各种高凝血症	静滴：0.25~0.5U/d，每日 1 次	用前需做皮试 有出血倾向、妇女月经期禁用，消化性溃疡禁用
尿激酶剂 1000U/支	1. 急性肺梗死 2. 急性心肌梗死 3. 脑栓塞形成 4. 静脉血栓形成	静滴 20 000~40 000U/d	1. 用前做皮试 2. 有出血倾向，妇女月经期．消化性溃疡 严重高血压 脑出血 出血性脑梗死禁用 3. 检测试管法凝血时间 出血用氨甲苯酸拮抗

续表

药品与规格	适应证	用法与计量	副作用与注意事项
肝素钠针剂每支1000U,每支50 000U;每支12 500U	1. 同上1~4 2. DIC的预防与治疗	静滴:首次5000U加入5%葡萄糖液100ml,速度20~30滴/分,30~60分钟滴完,必	同上2 血友病、黄疸、紫癜禁用 监测试管法凝血时间,出血用
6-氨基己酸针剂2g/支	1. 产后出血及术后出血 2. DIC中后期(与抗凝药同用)	静滴:4~8g加入5%葡萄糖液100ml,30分钟滴完	有血尿、血栓形成倾向或血栓病史慎用 肾功能不全者慎用 严重出血者无效
酚磺乙胺针剂0.25g/支	同上	静滴:1~3g加入5%葡萄糖液100ml,每日1~2次	1. 同上 2. 不可与6-氨基己酸合用
双氢埃托啡针剂20mg/支	各种原因所致的疼痛	肌注:每次20μg	1. 有成瘾性 2. 可有恶心、头晕、血压下降、呼吸抑制 3. 急性心梗、心力衰竭慎用
地西泮针剂10mg/支	1. 癫痫大发作 2. 催眠	肌注或静注:每次5~10mg,极量20mg/次	1. 可有皮疹、头晕、乏力 2. 婴儿、青光眼、重症肌无力者禁用
苯妥英钠针剂0.1g/支,0.5g/支	1. 癫痫大发作 2. 洋地黄中毒所致心律失常	肌注、静注或静滴,每次0.1~0.25g	1. 大剂量可致传导阻滞 2. 静注速度要缓慢
苯巴比妥针剂0.1g/支	1. 癫痫大发作 2. 抗惊厥	肌注:每次0.1~0.2g,极量每次0.25g,0.5g/d;儿童抗惊厥每次5mg	1. 久用可成瘾 2. 偶有肝肾功能损害
胰岛素针剂400U/10ml	1. 糖尿病急症 2. 高血钾 3. 高能量营养疗法	1. 糖尿病酮症及高渗性昏迷,静滴5U/(kg·h),依血糖调整剂量及滴速 2. 高血钾,以葡萄糖加胰岛素静注,依血钾调整用量	1. 监测血压、血糖、血钾 2. 长期使用可有水肿,偶尔出现过敏性休克
地塞米松针剂5mg/支	1. 过敏反应 2. 支气管哮喘 3. 脑水肿、肺水肿 4. 休克	静注或静滴;5~10mg/次,必要时可重复使用	高血压、糖尿病、消化性溃疡、血栓形成、妊娠、全身真菌感染、结核感染、精神异常、库欣综合征禁用
碘解磷定针剂0.4g/支	有机磷农药中毒	静注或静滴:轻、中度中毒者以0.4g/h,维持4~6小时;重度中毒者,首次1g,再以0.4g/h,维持6小时	
依地酸钙钠针剂1g/支	重金属中毒	静滴:1g加入5%葡萄糖500ml,静滴4~8小时,儿童25mg/(kg·d)	1. 可有肾损害、脉管炎、肌痛、头痛、胃肠道反应 2. 心肾功能不全者慎用

续表

药品与规格	适应证	用法与计量	副作用与注意事项
亚甲蓝针剂 20mg/2ml	1. 亚硝酸盐中毒 2. 氰化物中毒	亚硝酸盐中毒每次 1~2mg/kg；氰化物中毒每次 5~10mg/kg，以葡萄糖稀释后静注	1. 同上 2. 用药后尿呈蓝色，并可有尿道口刺痛
纳洛酮针剂 0.4mg/支	1. 酒精中毒 2. 吗啡类药物中毒	肌注或静注；每次 0.4~0.8mg，必要时重复使用	高血压、心功能不全者慎用

主要参考书目

1. 顾永权，张霞．急救护理．北京：中国科学技术出版社，2009
2. 谢天麟．急危重症监护．北京：人民卫生出版社，2006
3. 谭进．急救护理．北京：高等教育出版社，2005
4. 傅一明．急救护理技术．北京：人民卫生出版社，2002
5. 孙菁．急重症护理学．北京：人民卫生出版社，2004
6. 史继学．急危重症护理学应试指导．上海：同济大学出版社，2007
7. 刘均娥．急诊护理学．北京：北京大学医学出版社，2008
8. 陆一鸣．急症与急救．北京：人民卫生出版社，2006
9. 竹春节子，著．刘瑞霜，郭红，译．临床护理危险防范指导．北京：科技出版社，2007
10. 江亦曼．救护．北京：社会科学文献出版社，2007
11. 周秀华．急危重症护理学．第2版．北京：人民卫生出版社，2006
12. 张孟．急救护理技术．南京：东南大学出版社，2006
13. 白人驿．急救护理．北京：高等教育出版社，2005
14. 张松峰．急救护理．郑州：河南科学技术出版社，2005
15. 邹玉莲．急危重症护理．北京：科学出版社，2004
16. 席淑华．实用急诊护理．上海：上海科学技术出版社，2005
17. 张清．急救护理学．北京：清华大学出版社，2007